Dietrich Volkmer

Der Zahnschmerz

Zahn-Schmerz und
Biologische Zahn-Heilkunde

Schmerzen im Zahn-Mund-Kiefer-
Gebiet

Dietrich Volkmer

DER ZAHNSCHMERZ

Zahn-Schmerz und Biologische Zahn-Heilkunde

Schmerzen im Zahn-Mund-Kiefer-Gebiet

Alle Rechte vorbehalten
© Dr. Dietrich Volkmer

Die Deutsche Nationalbibliothek verzeichnet diese Publikation in der Deutschen Nationalbibliografie; Detaillierte bibliografische Daten sind im Internet über http://dnb.ddb.de abrufbar

Text, Layout und Umschlaggestaltung
Dr. Dietrich Volkmer
www.literatur.drvolkmer.de

Internet-Seiten
www.drvolkmer.de   www.literatur.drvolkmer.de
www.buchtipps.drvolkmer.de
www.privat.drvolkmer.de

Alle Rechte liegen beim Autor
Die Verbreitung von Inhalten des Buches in jeglicher
Form und Technik, auch auszugsweise,
ist nur mit schriftlicher Einwilligung des Autors gestattet

Herstellung und Verlag
BoD Books on Demand
Norderstedt
Printed in Germany

ISBN 9783743192003

Inhaltsverzeichnis

Vorwort 7
Vom Wesen des Schmerzes 11
Schmerz als subjektiv empfundenes Phänomen 13
Was kann im Zahn-Mund-Kiefer-Gebiet Schmerzen
   verursachen?... 14
Akuter und chronischer Schmerz 15
Das Problem der Acidose 17
Diagnostik als Voraussetzung einer Therapie 20
Elektroakupunktur nach Voll 23
Das Vegatest-Verfahren 23
Kinesiologie 26
Die Möglichkeiten der Behandlung 27
Homöopathie 28
Nosoden-Therapie 30
Organpräparate 31
Behandlung mit Farben 32
Bioresonanz-Therapie / Mora-Therapie 35
Lymphdrainage 37
Ernährungshinweise 38
Die Bedeutung der Resonanzketten 39
Allgemeine Schmerz-Behandlung 41
Beschwerden der Zahnpulpa
   Die akute Pulpitis 43
   Die chronische Pulpitis - das unbekannte Problem 51
Prophylaxe der chronischen Pulpitis 54
Beschwerden während und nach einer Wurzelbehandlung..... 57
Schmerzen am Zahnfleisch 59
Schmerzen am Kieferknochen 63
Der schmerzhafte Durchbruch von Zähnen 71
Der erste Zahnschmerz - die erste Zahnung 72
Der avitale Zahn als Auslöser von Schmerzen / Beschwerden 73
Die Wurzelspitzenresektion - eine Lösung für Probleme? 74

Beschwerden nach Zahnextraktion oder operativem Eingriff 76
Schmerzen / Beschwerden nach einem Zahn-Implantat 80
Unspezifische Behandlung im Notfall (Quasi-Ersthilfe) 82
Neuralgien im Kiefer- und Gesichtsbereich 83
Die Trigeminus-Neuralgie 83
Beschwerden im Bereich von Kaumuskulatur u. Kiefergelenk .. 90
Atypischer Gesichtsschmerz 98
Prothesen-Druckstellen 98
Schmerzen während einer kieferorthopäd. Behandlung 99
Stomatitis aphthosa 100
Zungenbrennen - ein schwieriges Problem 101
Schmerzen durch Entzündung der Speicheldrüsen 103
Die Nasennebenhöhlen 104
Kopfschmerzen und Migräne 106
Bakterien - sind sie der Verursacher von Schmerzen? 108
Wann sind Antibiotika indiziert? .... .110
Allopathische Schmerzmittel - ja oder nein? 111
Schmerzprophylaxe - gibt es so etwas? 111
Die homöopathische-biolog. Schmerzapotheke in der Praxis 112
Fünf wichtige Fragen bei einer Schmerz-Therapie 113
Gedanken zum Schluß 114
Adressen von Heilmittel-Firmen 116
Literatur 118

Vorwort

Ein Buch über das Thema Zahnschmerz zu schreiben, hat einen gewissen Sinn: Denn im Gegensatz zu anderen Organen, die meistens nur in einfacher oder maximal doppelter Ausführung vorhanden sind, gibt es im Normalfall insgesamt bis zu 32 Zähne, die alle von Beschwerden verschiedenster Art betroffen sein können.

Das Hauptaugenmerk liegt bei diesen Betrachtungen auf folgenden Bereichen: Naturheilkunde, Biologische Zahn-Heilkunde, Homöopathie, Phytotherapie, sowohl hinsichtlich der Diagnostik als auch der Therapie.

Es sollen keineswegs die Möglichkeiten der herkömmlichen klassischen Zahnmedizin überflüssig gemacht und die gewohnten Arbeitsutensilien wie Bohrer und Zange in Frage zu gestellt werden. Ebenso soll die Notwendigkeit allopathischer Pharmaka nicht in Bausch und Bogen von der Hand gewiesen werden.

Alles hat irgendwie einen Sinn.

Hinter diesem Buch steht vielmehr die Absicht, dem praktizierenden Zahnarzt, der sich tagtäglich um das Wohl seiner Patienten bemüht, mit einer Reihe von Tipps, Hinweisen und Rezeptangaben hilfreich zur Seite zu stehen und seinen Erfahrungsbereich damit positiv zu erweitern. Abgerundet wird diese Intention noch durch das Bestreben, möglichst nebenwirkungsfrei tätig, wenn möglich, zu werden.

Aber dieses Buch gilt nicht nur den Zahnärzten und Ärzten, sondern es wendet sich an den Laien, der sich für die Zahn-Heilkunde interessiert, sei aus Gründen eigener (hoffentlich nicht allzu unangenehmer) leidvoller Erfahrung oder einfach nur zur informativen Abrundung.

Es gibt eine große Zahl von Ärzten, Zahnärzten und Kieferchirurgen, die alles, was nur im entferntesten den Hauch von „biologisch", „natürlich" oder „ganzheitlich" hat, kategorisch ablehnen. Allein bei dem Wort „Homöopathie" steigt bei manchen dieser Menschen der Blutdruck. Immer mit dem Stereotypum der fehlenden oder ausstehenden wissenschaftlichen Beweisführung. Evidenzbasierte Medizin heißt bei ihnen das Schlagwort.

Die meisten dieser „Gegner" haben sich nie intensiv mit den alternativen Themen befasst, viele allein aus Furcht, sie müssten eines ihrer veralteten

Gedankenkonzepte in Frage stellen oder gar ins zahnmedizinische Museum abliefern.

Man muß als Befürworter einer neuen Zahn-Heilkunde, die empirisches und wissenschaftliches Gedankengut im Sinne einer Synthese vereint, mit diesen Gegnern oder Gegensätzen leben. Gleichzeitig muß ich aber gestehen, dass gerade aus diesen Kreisen der ewig Konservativen ein Großteil der Problemfälle kommt, die ich tagtäglich in meiner Praxis sehe.

Hätte man sich da bemüht, rechtzeitig (das Wort rechtzeitig ist mir besonders wichtig) die richtigen Weichen, d.h. in eine andere Richtung im Sinn einer Komplementär-Medizin zu stellen, wenn man mit seinem schulmedizinischen Wissen am Ende war, wäre vielleicht der eine oder andere Leidensweg moderater verlaufen.

Die von mir zu Rate gezogene Literatur zum Thema Schmerz-Therapie aus der Schul-Zahnmedizin ließ mich irgendwie ebenso unbefriedigt wie einige Vorträge zu diesem Aspekt. Der Grund lag darin, dass viel, ja eine Unmenge von Theorie geboten wurde, aber als dann die Frage der Therapie auftauchte, wurde es auf einmal unglaublich dünn, um es ganz gelinde zu formulieren. Nur Standard-Angaben.

Nur Schmerzmittel ist für mich keine Lösung von Problemen.

Aber gerade diese Frage, nämlich die Frage einer sinnvollen, verständnisvollen und schonenden Behandlung, steht so ungemein im Vordergrund, denn sie ist das vordringlichste Anliegen, dass den Patienten hilfesuchend in eine Praxis führt.

Zugeben muß ich an dieser Stelle auch, dass es Patienten (männlich und weiblich) gibt, die einen mit ihren komplexen und verworrenen Leidensgeschichten ganz gehörig strapazieren können. Besonders kritisch muß man jene Patienten betrachten, die ein gehäuftes Bündel von Schuld-Zuweisungen parat haben, aber eigenes Verschulden vehement in Abrede stellen. Ehe man sich versieht, wird man ebenfalls im symbolischen Ordner „Der hat Schuld" abgeheftet.

Oft hört man unter Laien und an Wirtshaus-Tischen die schauerlichsten Geschichten über das Thema Zähne. Fast jeder steuert dazu etwas bei. Und gerade der Zahnschmerz ist dabei eines der am negativ-farbigst ausgemalten Kapitel. Ein Zeichen dafür, dass die Erinnerung daran alles andere als erfreulich war.

Mit an Sicherheit grenzender Wahrscheinlichkeit läßt sich sagen, dass der Zahnschmerz - so wollen wir das Leit-Motiv (oder soll man es, sprachlich etwas unglücklich, Leid-Motiv nennen?) dieses Buches global und undifferenziert erst einmal nennen - nie gänzlich aus der Welt zu schaffen sein wird und es nie eine Garantie für ein Nicht-Auftreten geben kann und wird.

Das gilt natürlich für sämtliche anderen Schmerzformen im Gesamtorganismus gleichermaßen.

Wenn man aber mit einem solchen Ereignis konfrontiert wird, dann sollte man über das normal universitär Erlernte hinaus vielleicht noch einige Pfeile im Köcher haben. Zur Hilfe für den Leidenden.

Man muß jedoch einige Einschränkungen oder Abgrenzungen akzeptieren.

In diesem Buch geht es vorrangig um Schmerztherapie und Biologische Zahn-Heilkunde. Das heißt aber nicht, dass man alles mit den Methoden der Komplementären (Zahn)Medizin diagnostizieren und therapieren kann.

Wenn Beschwerden nicht schwinden, dann muß man als (Zahn)Arzt, der sich eventuell nur diesen diagnostischen und therapeutischen Möglichkeiten verschrieben hat, auch die Möglichkeiten der klassischen Medizin einbeziehen.

Denken Sie immer daran: Der Kopf ist ein Gebilde, in dem auf kleinstem Raum ungeheuer viel „untergebracht" ist. Entsprechend dieser Vielfalt besteht auch die Möglichkeit von banalen Störungen über gutartige Geschwulste bis hin zu malignen Entartungen, die man nicht übersehen oder außer Acht lassen sollte.

Daher ist es für jedwede diagnostische Abklärung immer von einem gewissen Vorteil, wenn sämtliche anderen Methoden wie Röntgen, Computertomogramm und Digitale Volumen-Tomografie keine Anhaltspunkte für eine „Ursache" ergeben und auch keine raumverdrängenden Prozesse aufgezeigt werden können.

So werde ich versuchen, Theorie und Praxis in einem ausgewogenen Verhältnis zueinander zu gestalten. Nach Möglichkeit werde ich mich bemühen, weitgehend eine einfache, klare und unlatinisierte Schriftsprache zu verwenden. Das fördert das Verständnis und gibt zugleich auch dem medizinisch interessierten Laien die Möglichkeit der Lesbarkeit. Wenn verfügbar, werde ich Ihnen im Rahmen der Einzelbetrachtungen Fälle aus meiner Praxis angeben.

Vieles, was Ihnen von Ihrer Ausbildung her bekannt sein sollte, werde ich mir ersparen. Denn gemäß dem alten Sprichwort, keine Eulen nach Athen zu tragen, wäre es im höchsten Grad überflüssig, Ihnen das Legen einer Füllung oder eine Trepanation zu beschreiben bzw. das Einlegen einer Tamponade zu schildern.

Vor ca 18 Jahren gab es schon einmal ein Buch von mir mit einem ähnlichen Thema. In der Zwischenzeit hat sich allerdings vieles verändert. Ich habe daher aus diesem Buch wichtige Passagen übernommen, aber alles aktualisiert. Besonders im Hinblick auf die Heilmittel musste vieles geändert und auf den heutigen Stand gebracht werden.

Ich hoffe, dass ich Ihnen einige für Sie neue und hilfreiche Ratschläge geben kann.

Mein Wunsch für Sie: Mögen Ihnen immer die richtigen Behandlungsmöglichkeiten zum rechten Zeitpunkt einfallen.

Ihnen als lesender Patient wünsche ich, dass Sie immer dem richtigen Zahnarzt mit den besten und hilfreichen Ideen begegnen mögen.

Vom Wesen des Schmerzes

Aus rein physiologischer und im gewissen Sinn auch psychologischer Sicht ist der Schmerz ein Phänomen, das dem Lebewesen Mensch Grenzen und Gefahren aufzeigt. Das ihn Erfahrungen machen läßt, ein Lerneffekt quasi, die ihm in Zukunft eventuell gewisse Vorsichtsmaßnahmen selbstverständlich werden lassen. Schmerz wird somit zu einer Art Antrieb zur Erhaltung und Schätzung der persönlichen Integrität. Denken Sie an ein Kind. Es wird die Gefahr einer heißen Herdplatte oder des Feuers erst dann so recht begreifen, wenn es selbst die schmerzliche Erfahrung gemacht hat, was Hitze bedeutet, wovor die Mutter es immer gewarnt hat.

Da wir zuwenig über Pflanzen und Tiere sowie ihre Art, Schmerzen zu empfinden oder auszudrücken, wissen, soll dieser Bereich nicht näher beleuchtet werden. Obwohl es dazu eine Reihe interessanter Literatur gibt. Beispielsweise das Buch „Das geheime Leben der Pflanzen", eine ungemein spannende und eindrucksvolle Lektüre, die uns erahnen lässt, dass Pflanzen – abgesehen von ihrer Bedeutung für den lebenswichtigen Sauerstoff - nicht nur eine grüne oder farbige Begleittherapie auf diesem Planten sind.

Betrachtet man den Schmerz aus einer mehr philosophisch-religiösen Sichtweise, so gehört augenscheinlich der Schmerz zum Wesen des Menschseins dazu. Schon in den ersten Kapiteln der Bibel steht darüber geschrieben. Wobei die Bibel nicht als Geschichtsbuch zu interpretieren ist, sondern als mehr mythologisch-transzendentes Fundament unserer westlich-christlichen Kultur. Gerade die ersten Kapitel haben einen mythischen Hintergrund.

Solange der Mensch im Paradies lebt, symbolisch gesehen noch nicht in die Welt der Zweiheit, der Polarität und der Materie gefallen ist, dürfte ihm der Schmerz in allen Variationen gänzlich unbekannt gewesen sein.

Erst nach dem Sündenfall und der Ausweisung aus dem Paradies wird dem Menschen, hier in Gestalt von Adam und Eva, von Gott das Schmerzthema gleichsam wie eine Folge ihrer Sünde und als neuer Bestandteil ihres zukünftigen Lebens avisiert. So sprach der Herr zur Frau: „Zahlreich will ich deine Beschwerden machen und deine Schwangerschaften: unter Schmerzen sollst du Kinder gebären."

Der Zahn-Schmerz

Auch der Mann geht nicht leer aus: „ ...darum soll der Ackerboden verflucht sein um deinetwillen, mühsam sollst du dich von ihm nähren alle Tage deines Lebens! Dornen und Gestrüpp soll er dir sprießen, und Kraut des Feldes sollst du essen! Im Schweiße deines Angesichts sollst du dein Brot verzehren ..."

So schwebt denn das Damokles-Schwert des Schmerzes zeitlebens über dem Menschen.

Vielfach wird der Schmerz als Korrektur-Anweisung des Schicksals verstanden. Bis hierher und dann anders weiter!

Wenn alle Signale und Botschaften nicht verstanden werden, dann greift Dasjenige oder Derjenige (unser Schicksal), das oder der unser Leben gleichsam plant und lenkt, mit deutlicher Gezieltheit in den Lebensablauf ein und sorgt über das nicht mehr zu übersehende oder besser nicht zu überfühlende Wirkelement des Schmerzes für eine Korrekturanweisung.

Eines ist aber gewiß: Fast jeder Mensch, der davon betroffen ist, wird erst einmal die naheliegendste Frage stellen: Warum ausgerechnet ich? Habe ich etwas Unrechtes getan? Warum nicht der Herr Schmidt von nebenan, der nie in die Kirche geht, seine Frau betrügt und zudem in seinem Geschäftsgebaren, eventuell als Investment-Banker, auch nicht so sauber ist.

Oder, um auf das Thema Schmerz und Zahn-Heilkunde zuzusteuern: Wieso muß gerade ich das Pech haben, an einen Zahnarzt zu geraten, der mit grandioser Schnelligkeit, aber ohne jedes Einfühlungsvermögen meine Zähne zu spitzen Stümpfen herunterschleift? Und ich muß jetzt die Schmerzen aushalten!

Oder: Warum wurden die Kronen so schnell eingesetzt und ich muß jetzt leiden?

Oder: Warum hat mich mein Zahnarzt wegen dieser schwierigen Operation nicht gleich zu einem erfahrenen Kieferchirurgen überwiesen?

Oder ganz aktuell: Ist die Planung für meine Implantate sorgfältig genug gewesen?

Fragen über Fragen!

Es ist immer schwer, diese Fragen zufriedenstellend zu beantworten. Entweder fehlt der durchschauende Einblick in das Sosein des anderen oder man stößt auf ein entrüstetes Beleidigtsein, wenn man unbequeme Wahrheiten ausspricht. Diese wenigen Betrachtungen sind keineswegs erschöpfend. Sie stellen nur eine kleine Anregung zum persönlichen Nach- und Weiterdenken dar.

Schmerz als subjektiv empfundenes Phänomen

Das Gefühl des Schmerzes in seiner ungeheuren Komplexität ist ein Phänomen, das in seiner Gesamtheit nur von dem empfunden werden kann, der es gerade erlebt oder noch erinnerungsmäßig rekapitulieren kann. Mit keinem Diagnose-Gerät dieser Welt ist der Schmerz als subjektiv-leidvolle Größe darstellbar oder in metrische Daten transformierbar. Selbst bei der Befragung des Patienten merkt man, wie schwer es für viele ist, neben der Quantität auch die Qualität des Schmerzes zu beschreiben. Hinzu kommt, dass viele Menschen nicht oder nicht mehr in der Lage sind, Nuancierungen, Zwischentöne oder Subtilitäten zu artikulieren (ob die Reizüberflutung, das viele Fernsehen oder die exzessive Smartphone-Nutzung daran schuld ist, sei dahingestellt!). Aus der Sichtweise der Homöopathie ist gerade diese Detail- und Fein-Empfindungssphäre so ungemein wichtig. Begriffe wie ungeheuer, gewaltig oder „nicht zum Aushalten" sind zwar aus der Sicht des Leidenden verständlich, für die Findung des Heilmittels fast immer ohne Bedeutung.

Für die Findung der „Ursache", was immer das auch sein mag, ist eine präzise Anamnese so wichtig: Beginn, Zusammenhänge, Verschlimmerungen, Stärke.

Ein anderes Hilfsmittel, besonders bei einer laufenden Therapie oder bei länger anhaltenden Beschwerden, ist die versuchsweise skalenmäßige Einordnung der Schmerz-Intensität in einem Bereich von beispielsweise 1 - 10.

Dies hat zumindest einen Vorteil für beide Seiten:

a) Der Patient bemüht sich im Sinn einer kritischen Eigenbeobachtung um Mithilfe
b) Der behandelnde Arzt kann wenigstens irgendwie von der Stärke

her in das Bild des Patienten einsteigen.

Eine Einschränkung sei an dieser Stelle erwähnt:
Bei sämtlichen Folgebetrachtungen soll das Entstehen eines Schmerzes als direkte, unmittelbare Folge eines Unfalls oder einer Verletzung ausgeklammert werden. Es bedeutet aber nicht, dass nicht die späteren Folgen wiederum zu einem zeitlich erst einmal getrennten, aber „kausal"-verbundenen Schmerz-Ereignis führen können.
In der Zahn-Heilkunde denke ich dabei in erster Linie an den so häufig vorkommenden Sturz auf die Frontzähne, die später mit einer akuten Pulpitis antworten können, falls es nicht bedauerlicherweise zur Fraktur oder gar zum Verlust der Frontzähne kommt. Oder an Autounfälle mit entsprechenden Folgen am frontalen Gesichtsschädel, wobei man sagen kann, dass diese durch die Einführung der Gurtpflicht zum Glück stark zurückgegangen sind.

Was kann im Zahn-Mund-Kiefer-Gebiet Schmerzen verursachen?

Aus einer Ganzkörper-Perspektive stellt das Zahn-Mund-Kiefergebiet nur einen relativ kleinen Teil des Organismus dar.
Aber es liegt in einem Bereich, in dem sich in der Umgebung Hals-Nasen-Ohren-Arzt, Augenarzt und Neurologe ihr Betätigungsfeld aufgeschlagen haben.
Gemessen an der geringen Größe dieses Areals gibt es aber verhältnismäßig viele Strukturen, die dem Besitzer Unannehmlichkeiten vom leichten Stören bis hin zum gellenden Schmerz zufügen können.

Wo können im Zahn-Mund-Kiefer-Gebiet Schmerzen oder
Beschwerden auftreten?

Zahnpulpa (Volksmund „Nerv")
Gingiva (Zahnfleisch)
Parodont (Zahnbett)
Eingesetztes Implantat
Kieferknochen

Zunge
Lippen
Muskulatur
Kiefergelenke
Nerven
Kieferhöhle als angrenzendes Gebiet
Speicheldrüsen
Regionale Lymphknoten
Bei einer kieferorthopädischen Behandlung

Das bedeutet also:
In einem relativ kleinen Gebiet gibt es eine beträchtliche Anzahl von Faktoren, die sich über das Thema Schmerz „zu Wort melden" können.
Für den behandelnden Zahnarzt hat das Konsequenzen:
Je mehr Möglichkeiten auf kleinem Raum bestehen, wo Überlappungen bestehen, desto schwieriger ist logischerweise oft die Differential-Diagnose und Abgrenzung.
Das gilt sowohl für die Möglichkeiten der Schul-Zahnmedizin als auch die Methoden der Alternativen Zahn-Heilkunde.

Akuter und chronischer Schmerz

Der Mensch braucht ein Schema als Einordnungshilfe, damit er sich im Leben besser zurechtfindet. Ganz banal gesprochen: Hier die weißen, dort die schwarzen Schafe. Das gilt grundsätzlich auch für die gesamte Medizin. So erweist sich die Unterteilung in akuten Schmerz und chronischen Schmerz (obwohl der letzte Begriff noch einer näheren Erläuterung bedarf) als ein wenn auch grobes Hilfsmittel, um dem anderen in seinem Sosein oder Schmerzempfinden wenigstens irgendwie nähertreten und verständnisvoll-hilfreich beggnen zu können. Wir kommen aber schon in Schwierigkeiten, wenn wir die beiden Begriffe eindeutig voneinander trennen wollen.
Die Frage nämlich lautet: Wo hört der akute Schmerz auf und wo beginnt der chronische Schmerz oder umgekehrt? Eine exakte Definition dieser Grenze ist unmöglich, da es sich um subjektiv empfundene und nur ap-

proximativ objektivierbare Parameter handelt.

Wir halten daher fest: Die Grenze zwischen akutem und chronischem Schmerz ist fließend und damit im Sinne einer wissenschaftlichen Definition unscharf. Da wir über die wissenschaftliche Ebene nicht weiterkommen können, ich aber dieses Kapitel am Anfang dieses Buches nicht so ganz unbefriedigend abschließen möchte, will ich versuchen, wenigstens eine umschreibende Differenzierung zu geben, die sich, wie Sie als Leser(in) schnell merken werden, etwas an den beiden extremen Polen orientiert. Ein akuter Schmerz ist eine Empfindung, die den Alltag und den Lebensrhythmus des Betroffenen gravierend verändert und eine uneingeschränkte Aufmerksamkeit erfordert. Die Lebensqualität, um einmal dieses eigenartige, heutzutage aber vielfach angewandte Wort zu gebrauchen, ist deutlich abgesenkt.

Ein chronischer Schmerz oder besser gesagt chronische Beschwerden sind so etwas wie ein Hintergrundrauschen, das zwar ebenfalls als störend empfunden wird, aber nicht diese Ausschließlichkeit eines akuten Schmerzes aufweist. Es lenkt den Betroffenen ab und mindert sein Allgemeinbefinden. Diese Erscheinung ist eher durch ablenkende Maßnahmen „verdrängbar" oder kompensierbar, d.h. wenn der Mensch gerade mit ihn deutlich interessierenden und fesselnden Aufgaben beschäftigt ist, verspürt er diese Einschränkung nicht. Mit dem chronischen Zustand läßt es sich notfalls leben, ein akuter Schmerz verlangt eine ärztliche Behandlung bzw. zumindest, wenn nicht anders sofort zeitlich möglich, eine einleitende Eigenbehandlung durch ihn selbst oder eine kompetente Person, wenn der Betroffene oder der Konsultierte dazu in der Lage bzw. befähigt ist.

Zur Verdeutlichung des Gesagten greife ich etwas vor, indem ich aus der Zahnheilkunde das Thema Pulpitis anführe: Eine akute Pulpitis, die dem Patienten den Schlaf und die Konzentration raubt, muß klinisch entsprechend behandelt werden. Durch homöopathische Mittel kann man das Geschehen u.U. etwas lindern bis die Möglichkeit der klinischen Behandlung gegeben ist bzw. die Folgemaßnahmen in Angriff genommen werden..

Die chronische Pulpitis ist ein Faktum, um das die meisten „Eigner" gar nicht wissen. Aber der Organismus verspürt sie deutlich als Störung und Beeinträchtigung seiner energetischen Reserven.

Mit Sicherheit kann man die Abgrenzung akut - chronisch noch differenzierter gestalten, aber ich denke, das ist rein akademischer Natur und hilft uns in der Praxis am Brennpunkt des Geschehens kaum weiter.

Als dritte Komponente möchte ich der Vollständigkeit halber den Begriff der Mißempfindungen hinzufügen. Er ist noch schwerer einzuordnen und vor allem zu verifizieren, da hier die subjektive Komponente noch mehr im Vordergrund steht. In den meisten Fällen ist auch kein eindeutiger „Kausal"-Zusammenhang, was immer das auch sein mag, herzustellen. Das Wort Multikausalität wäre fast angebrachter, obwohl es ein Terminus aus der „Verschleierungs-Kiste" ist, wenn ich ein derartiges Wort etwas respektlos hier anbringen darf. Zugegebenermaßen bereiten diese schwer fassbaren Missempfindungen auch in der Biologischen Zahn-Heilkunde erhebliche diagnostische und therapeutische Schwierigkeiten.

Das Problem der Acidose

In meinen Vorträgen, Seminaren, Veröffentlichungen und in der Praxis kam und komme ich immer wieder auf dieses Thema zu sprechen. So mancher Leser mag (sich oder mir) die Frage stellen: Ist das überhaupt von Belang? Nach meiner langjährigen Praxiserfahrung möchte ich diese Frage eindeutig mit „ja" beantworten.

Acidose bedeutet Übersäuerung.

Für mich ist die Messung des Speichel-pH-Wertes als überaus einfache Testung von großer Wichtigkeit. Daher ist diese Prüfung neben der Betrachtung der Zunge immer eine der ersten diagnostischen Schritte bei einem neuen Patienten bzw. bei einem Schmerzfall. Gerade als Zahnarzt kann man mit dieser Messung schon unglaublich viel über den Menschen aussagen, der gerade vor einem sitzt oder liegt.

Warum?

Der Körper ist bestrebt, in all seinen Flüssigkeiten und Geweben ein bestimmtes Milieu aufrecht zu erhalten. Das hat den einfachen Grund, dass sämtliche biochemischen Vorgänge, die im Gewebe oder in den einzelnen Zellen ablaufen, eine bestimmte Umgebung benötigen, ein Milieu also, damit diese Reaktionen optimal und ohne unnötigen Energieverbrauch vonstatten gehen.

Das Schlagwort ist Homöostase.

Hinzu kommt noch eine weitere Erkenntnis aus der Biologischen Medizin. Die Forschungen von Pischinger und einigen anderen Autoren weisen auf die Wichtigkeit des Bindegewebes hin. Ein anderes Wort dafür ist Mesenchym oder Transitstrecke. Das neuerdings häufig verwendete Wort Matrix widerstrebt mir etwas, da mir der Begriff aus der Mathematik geläufig ist und überhaupt zu technisiert klingt. Damit kann ich mich also nicht anfreunden. Das Mesenchym kann, wie aus der folgenden Skizze hervorgeht, verschiedene Zustandsformen annehmen.

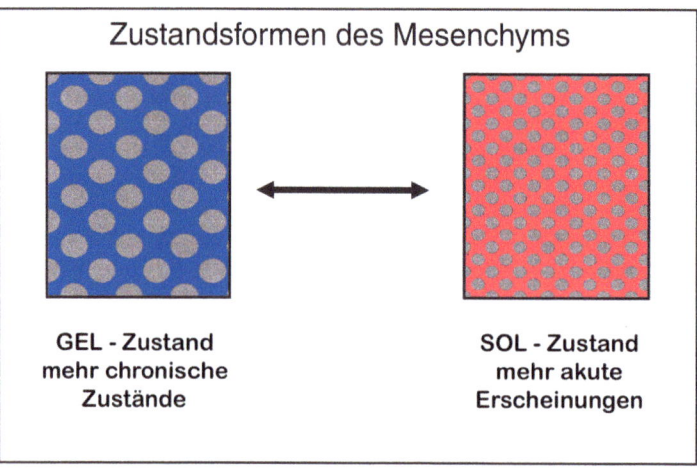

Für das Verständnis vieler Kapitel dieses Buches ist vor allem die rechte Seite interessant. Der SOL-Zustand beinhaltet demzufolge kleine Eiweiß-Molekülstrukturen, kleine Ionen, eine flüssigere Struktur des Interzellularraumes und eine erhöhte Acidose.

Kongruent mit diesen acidotischen Erscheinungsformen geht eine verstärkte Tendenz oder Anfälligkeit für entzündliche Erscheinungen einher.

Je stärker demzufolge die Abweichung vom „Norm"-Wert oder sagen wir besser, vom homöostatisch idealen Wert in Richtung Acidose ist, desto höher ist die Anfälligkeit für Entzündungen und damit auch für Schmerzen.

Die Endung für solche Erkrankungen ist in der Regel: **-itis**.

Für unseren Praxis-Alltag heißt das: Ein verminderter Speichel-pH, also unter 7,0 oder gar noch unter 6,0 kann ein Hinweis darauf sein, dass es im Körper an Mineralien und Spurenelementen fehlt.

Die Ursachen können recht vielfältig sein:

Falsche Ernährung
Zuviel Süßigkeiten und raffinierte Kohlenhydrate
Zuviel tierisches Eiweiß
Dünndarm-Erkrankungen mit mangelhafter Resorption notwendiger
  Lebensbausteine
Darm-Dysbiosen
Unzureichende Flüssigkeits-Zufuhr

Dies sind die Hauptfaktoren.

Es gibt sicher noch weitere Gründe, diese würden uns jedoch vom eigentlichen Thema des Buches zu weit weg führen. Für die Therapie sind diese angeführten Punkte von entscheidender Bedeutung. Wie man sieht, ist das Thema Ernährung beim Thema Schmerz, gleich welcher Art, nicht wegzudenken.

Wie oben geschildert, ist der Schmerz auf der körperlichen Ebene ein eindeutiger Fingerzeig auf diese Zustände. Daher muß jede Behandlung diese Bereiche bei dem Versuch einer Normalisierung der homöostatischen Werte mit einbeziehen.

Besonders bei Langzeit-Schmerzfällen ist das eine Conditio sine qua non. Bedauerlicherweise ist das Wissen um die Ernährung usw. in der Schul(Zahn)Medizin noch sehr unterentwickelt. Es ist unbedingt weiter ausbaufähig.

Für die Zahnmedizin gilt: Wer immer wieder mit akuten Problemen in der Zahnarzt-Praxis auftaucht, sollte seine Ernährungsgewohnheiten wie Zwischenmahl- und Hauptmahlzeiten einmal gründlich überprüfen. Vor allem seine Getränkegewohnheiten. Wenn ich so manchesmal im Kino sehe, was sich Menschen so einverleiben (ein Eimer Popcorn, eine Literflasche Cola- oder ähnliche Getränke), dann ist es nicht verwunderlich, dass man übersäuert ist.

Tipp für die Praxis: pH-Wert-Meßstreifen erhalten Sie in jeder Apotheke!

Es gibt einmal umfassende Teststreifen über den pH-Meßbereich von 1 bis 14. Das reicht erst einmal für eine Übersicht. Liegt der Meßwert im problematischen Bereich unter und um 7,0, dann muß man zu exakteren Möglichkeiten übergehen.

Der Meßbereich dieser Meßstreifen sollte ungefähr den Bereich von 5,0 bis 7,2 umfassen. Der Bereich über 7,2 ist für den Zahnarzt von geringer Bedeutung. Ebenso wird man kaum einen Speichel-pH unter 5,0 messen.

Ich verwende in meiner Praxis Teststreifen der Fa. Merck: Artikel-Nr. 9528 Universalindikator pH von 1 bis 10, Rolle, Artikel-Nr. 1.09547 Spezialindikator pH 5,2 - 7,2, Stäbchen.

Das Gegenteil des Sol-Zustandes ist der GEL-Zustand. Das betrifft mehr die chronischen Zustände, die stets ein Hinweis auf Starre und Unbeweglichkeit sind.

Die Endung für solche Erkrankungen ist in der Regel: **-ose.**

Am einprägsamsten zeigt sich das beim SOL-Zustand zB. im Wort Arthritis und im GEL-Zustand zB. im Wort Arthrose.

Diagnostik als Voraussetzung einer Therapie im Zahn-Mund-Kiefer-Gebiet

In den meisten Fällen, besonders bei akuten Schmerzen, ist die Lokalisation vielfach mit der Hilfe des Patienten schnell und gezielt durchzuführen. Was die Zähne anbetrifft: Der Patient kann die Stelle oder den Zahn in den meisten Fällen relativ recht gut orten und angeben. Allerdings können sich trotzdem Schwierigkeiten ergeben, wenn Problembereiche nebeneinander oder überlappend liegen oder wenn es sich, was sehr oft vorkommt, um diffuse Schmerzen handelt.

Eine zusätzliche, aus forensischen Gründen auch erwünschte Röntgenaufnahme erhärtet dann zumeist die Angaben des Patienten oder die Vermutungen des Zahnarztes. Aber auch das ist leider nicht immer der Fall.

Der Hinweis auf Temperaturempfindlichkeiten und eine Vitalitätsprobe runden die Unterlagen ab. Aber so einfach ist die Diagnostik (leider) nicht immer. Auch avitale Zähne können bei einem Kältetest noch reagieren, selbst wenn bereits zystische Veränderungen im Kiefer auf der Röntgenaufnahmen zu sehen sind.

Unzählige gesunde und kariesfreie Zähne wurden zum „Opfer" einer Wurzelbehandlung oder einer Extraktion, da man einfach nicht weiter wußte und eine irgendeine Behandlung vornehmen mußte. Für den Patienten ist es dann besonders tragisch, wenn trotz aller Maßnahmen das alte Beschwerdebild anschließend nach wie vor vorhanden ist.

Daraus folgt: Wenn die Diagnosebemühungen der klassischen Zahnmedizin ausgereizt sind und keine eindeutigen Hinweise ergeben, so müssen andere Methoden hinzugezogen werden.

Nur in den seltensten Fällen bringen Computertomogramm oder DVT weitere verwertbare Aussagen. Hier beginnt die Domäne der energetischen Testverfahren wie Elektroakupunktur oder Kinesiologie.

Die Übersichtsverfahren wie Decoderdermografie, Vega D-F-M-Verfahren oder Thermografie bringen nur eine ungefähre topografisch-anatomische Deutung ohne Detailangaben. Die in vielen Praxen angewandte Energetische Terminalpunkt-Diagnostik (Kirlianfotografie) ist für die Abklärung des Einzelzahngebietes nach meinen langjährigen Erfahrungen ebenfalls nicht brauchbar, sie ergibt nur eine Art energetisches Übersichtsbild.

Wesentlich interessanter waren für mich Farb-Kirilianfotos, die aber von der Herstellung sehr aufwendig sind.

So verbleiben insgesamt drei empfehlenswerte Möglichkeiten, die natürlich einen gewissen Zeitaufwand bei der Testung erfordern und zudem bei der Erlernung ebenfalls eine gewisse Anlaufphase voraussetzen. Sämtliche Verfahren sind erst einmal Testmethoden für den gesamten Menschen.

Es gibt aber spezielle Verfahren, die es auch dem Zahnarzt ermöglichen, bestimmte Dinge in seinem Tätigkeitsfeld genauer zu untersuchen. Aus der Elektroakupunktur-Diagnostik heraus ergeben sich in der Regel zugleich die Heilmittel für die weitere Behandlung.

Das Grundprinzip gilt für alle Methoden der Elektroakupunktur. Die Testperson bekommt eine indifferente Elektrode (passive Elektrode) in die eine Hand oder unter den Fuß.

Der Zahn-Schmerz

Mit einer zweiten spezifischen Elektrode (aktive Elektrode oder Meßgriffel) wird eine Spannung von ca. 1 Volt auf einen Akupunktur-Punkt angelegt und über ein Gerät der Widerstand des Körpers gemessen. Die Anordnung der Messung nennen wir einen Meßkreis.

Neben der generellen Aussage über den energetischen Zustand des Akupunktur-Punktes bzw. des Meridians, der mit diesem Akupunktur-Punkt korreliert, besteht zudem die Möglichkeit durch Einbringen von Heilmitteln, Medikamenten oder Materialien (sog. Testampullen) in den Meßkreis die Wirkung dieser Stoffe auf das offene System Mensch zu überprüfen.

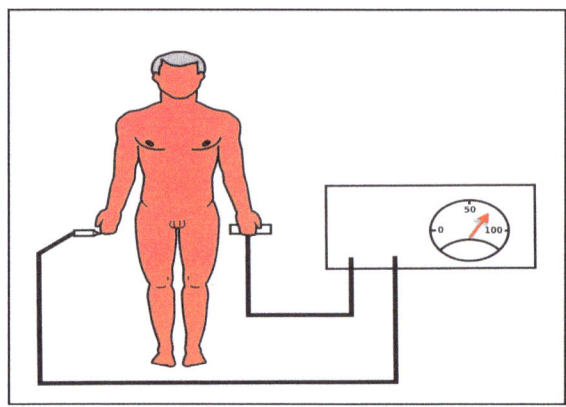

Grundprinzip der Elektroakupunktur

Geringer Widerstand

Hohe Meßwerte

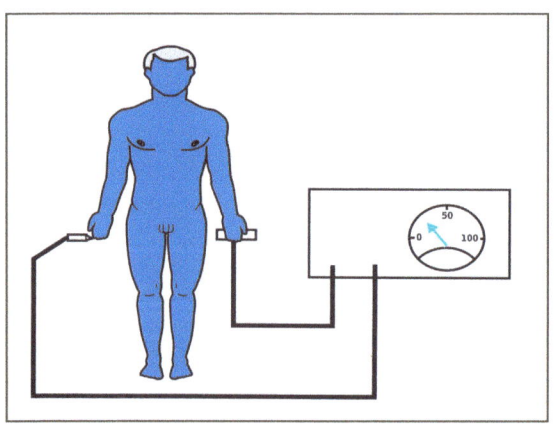

Grundprinzip der Elektroakupunktur

Hoher Widerstand

Geringe Meßwerte

Elektroakupunktur nach Voll

Ich habe diese Methode bereits in meinem Buch „Wege zum Vegatest" (leider vergriffen, nur noch bei der Firma Wegamed erhältlich) ausführlich beschrieben habe, so werde ich nur auf das Zahn-Thema eingehen. Die beiden Grafiken zeigen das Grundprinzip auf.

Der Nürnberger Zahnarzt Dr. Kramer entwickelte zur Überprüfung des Zustandes der einzelnen Zähne den sogenannten Reizstromtest (RST). Durch eine gewisse Standardisierung erhält man die Möglichkeit, nach dem Anlegen eines leichten elektrischen Reizes an das jeweilige Odonton (Zahn in seiner Gesamtheit mit allen Strukturen) in einem zweiten Durchgang die Veränderungen zu überprüfen. Zugleich ergeben sich aus den verwendeten Testampullen der Firma Wala, die für die „Normalisierung" des Odontons nach dem Reiz gebraucht werden, diagnostische und therapeutische Hinweise.

Früher habe ich diese Methode ebenfalls angewendet, bin aber davon später wegen der Umständlichkeit abgekommen. Zudem ergaben sich häufig Schwierigkeiten bei Patienten in einem energetisch schlechten Zustand. Die Werte waren dann nur bedingt aussagekräftig oder man mußte zu starken Druck auf die Akupunkturpunkte ausüben.

Das Vegatest-Verfahren

Die ausführlichen Details dieser Variante der Elektroakupunktur sind ebenfalls in dem eben angegebenen Buch enthalten. Daher möchte ich mich in diesem Kapitel auf das Thema Zähne beschränken und vor allem Neuerungen angeben, die bei der Drucklegung des Vegatest-Buches noch nicht aktuell waren.

Nur zur kurzen Wiederholung:
Dieses Verfahren geht auf den Arzt und Zahnarzt Dr. Dr. Schimmel zurück. Der Vorteil liegt auf der Möglichkeit, auch bei schwer testbaren Patienten mittels einer elektronischen Aufspreizung auch niedrigere Werte für die Testung verwenden zu können.

Für die Testung werden folgende Unterlagen benötigt:

Der Zahn-Schmerz

a) Testsatz Zähne. Das bedeutet: Man braucht für jeden Zahn / jedes Odonton ein energetisches Abbild, um über ihn eine spezifische Aussage treffen zu können. Diese Testampullen kann man sich selbst herstellen, indem man mit geeigneten Methoden die Informationen gesunder Zähne abnimmt und mittels Bioresonanz diese Werte auf geeignete Trägersubstanzen überträgt. Das neue Gerät Vegatest expert enthält jedoch als große Erleichterung die Informationen jedes gesunden Einzelzahnes im Speicher, die man auf einem Display ablesen kann und in naher Zukunft hoffentlich auf einem PC-Bildschirm deutlicher und schneller anklicken kann.

b) Zahnärztlicher Spezial-Testsatz.
Darin sind sämtliche notwendigen Aussagemöglichkeiten wie „Chronische Pulpitis", „Akute Pulpitis" „Gangränöse Pulpa", „Kieferostitis", um nur einige zu nennen, enthalten. Für Besitzer des Vegatest expert: Die Testampullen sind im Gerät gespeichert. Für Diagnostiker mit anderen Möglichkeiten, z.B. der Kinesiologie, nur bedingt anwendbar.

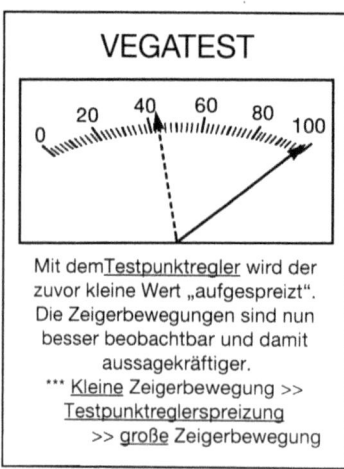 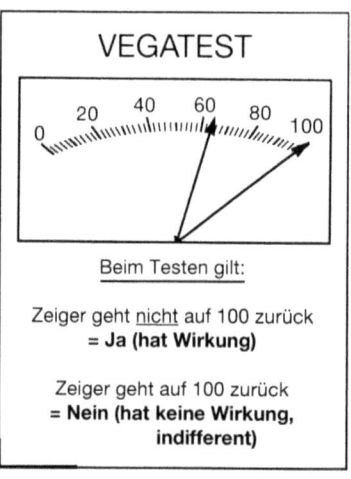

Prinzip der Testung mit dem Vegatest-Gerät

Ein großes Problem besteht für diese Testung allerdings: Seit dem 1. Januar 2016 hat die Firma Staufen-Pharma, die einen Großteil dieser Ampullen hergestellt hat und von der ich auch meine Testampullen bezogen habe, leider ihre Pforten geschlossen. Somit ist diese Liefermöglichkeit nicht mehr gegeben.

c) Je kleiner in Relation zum Gesamtorganismus das zu testende Gebiet ist, desto mehr muß die Aussagefähigkeit verfeinert bzw. dem Gebiet angepaßt werden. Daher sind die Verstärkerampullen als Vegatest-spezifische Testampullen unbedingt notwendig. Am besten arbeitet man mit der Ultrafein-Einstellung.

Vorgehensweise
Für die Testung ist eine einschlägige Erfahrung (ein Einführungskurs allein reicht nicht!) mit dieser Methode erforderlich.

Daher beschreibe ich das Verfahren eigentlich nur für den Insider:
a) Initial-Procedere wie immer.
b) Eingeben der Testampullen Maxilla GI D6 oder Mandibula GI D6. Oft können nämlich die Patienten nicht genau sagen, woher der Schmerz kommt.

c) Nacheinander Eingeben der Testampullen chronische Pulpitis D 30, gangränöse Pulpa D 30, akute Pulpitis D 30, Zahnfleischtasche D 30, Perodontium D 6, Kieferostitis D 30 oder jeweils die Testampulle, die beziehungsmäßig oder diagnostisch in Frage käme.

d) Nacheinander Eingeben der verschiedenen Einzelzahntest-Ampullen. Ansprechende Zähne notieren.

Als letztes wird der Vorgang des Filterns verwendet. Das Filtern ist ebenfalls ein Vegatest-spezifisches Verfahren, mit dem man resonanzkettenmäßige Zusammenhänge aufdecken kann. Die in Frage kommenden Zähne werden über die einzelnen Zustandsaussagen gefiltert. Wenn der Zeiger beim Filterprozeß bei einem Zahn wieder auf 100 zurückgeht, besteht ein Zusammenhang und man kann eine energetische Aussage treffen.

Es ist durchaus möglich, dass an einem Zahn mehrere „Zustände" auftreten. So kann bei einem Zahn beispielsweise die Testampullen chronische Pulpitis und gangränöse Pulpa „ansprechen". Ebenso ist das gemeinsame Ansprechen von gangränöse Pulpa und akute Pulpitis möglich. Auch Zahnfleischtasche und gangränöse Pulpa können zusammen vorkommen.

Ein Hinweis sei noch gestattet: Aus der Testung allein würde ich nie eine Therapie, die mit irreversiblen Konsequenzen für den Patienten verbunden ist, ableiten. Zur Absicherung ist immer ein aktuelles Röntgenbild oder zumindest, falls nicht anders möglich, aus der letzten Zeit unerlässlich, bevor irgendwelche Behandlungen im Problem-Bereich durchgeführt worden sind!

Sind früher bereits pathologische Veränderungen ersichtlich, so wird das Geschehen klarer. Leider läßt sich aber ein akutes Geschehen nicht immer vorher im Röntgenbild absehen.

Die Therapie wird sich dann aus einer Subsummation beider Aussagen, also der energetischen und der klinischen, ergeben.

Kinesiologie

Diese Methode ist eine Art mentales Abfrage-System über die Muskulatur der Testperson und auch für den zahnärztlichen Bereich anwendbar. Im gewissen Sinn weist sie Ähnlichkeiten mit dem Vegatest-Verfahren auf.

Das zeigt sich schon daran, dass sämtliche Testampullen der Vega-Vortestsätze weitestgehend für die Kinesiologie verwendet werden können. Das Vegatest-spezifische Verfahren der Filterung ist auf die Kinesiologie allerdings nicht übertragbar.

Da es bereits verschiedene Verfahren gibt, soll nur das Grundsätzliche in kurzen Worten erläutert werden.

Nachdem ein Muskel gefunden worden ist, über den der Test möglich ist, werden die Übersichtsampullen der Vortestsätze mit dem Probanden in Kontakt gebracht. Daraus sind die ersten globalen Aussagen möglich. Dann läßt man den Patienten die einzelnen in Frage kommenden Zähne mit einem Finger berühren. Das ergibt die nächsten Hinweise. Mit Hilfe der Detail-Ampullen kann dann eine exaktere Aussage im Sinn einer energetischen Diagnose getroffen werden.

Der Grundgedanke dieses Systems ist der: Jeder „negative" Aspekt im Organismus stört das Gleichgewicht und schwächt das Gesamtsystem. Mit dem Fingerkontakt werden dabei die einzelnen Bereiche, die hinterfragt werden sollen, einer Bewußtmachung zugeführt. So wie man auf einer dunklen Bühne den Zuschauer mit dem Punktstrahler gezielt auf ein Geschehen hinweisen will, das besondere Beachtung verdient.

Meines Erachtens ist aber diese Methode für die präzise Prüfung von einzelnen Odontonen nicht so geeignet, für eine Art Übersicht oder Vordiagnose ist dagegen nichts einzuwenden.

Die Möglichkeiten der Behandlung

Aus Gründen der Übersichtlichkeit erscheint mir die vorweggenommene Betrachtung der Behandlungsmöglichkeiten besser, als in jedem Kapitel immer wieder das gesamte Spektrum von vorn aufzurollen.

Somit kann der Leser, der spezifisch oder aus einer akuten Situation heraus nur ein Kapitel nachlesen möchte, sich einmal die einzelnen Therapierichtungen zu Gemüte führen und sich dann gezielt mit dem gewünschten Kapitel befassen. Werden später noch andere Schwerpunkte angegangen, so braucht man nicht erneut die Kapitel Homöopathie, Nosodenbehandlung, Organpräparate, Farbtherapie, Bioresonanz, Lymphdrainage, Ernährung usw. durchzuforsten.

Weiterhin erleichtert es mir als Autor die Aufgabe, denn ich brauche nicht immer wieder in jedem Kapitel die Grundvoraussetzungen und Anwendungsmöglichkeiten der einzelnen Therapieformen zu erläutern. Vielleicht mag der eine oder andere Leser weitere Behandlungsmöglichkeiten wie Akupunktur, Ohrakupunktur, Lasertherapie etc. vermissen.

Meine Antwort darauf ist: Man kann nicht auf allen Gebieten tätig sein, ohne sich zu verzetteln. Es ist immer besser, einige Gebiete gut zu beherrschen, wenn man so etwas überhaupt von sich behaupten kann, als über alle nur wenig zu wissen. Was die Akupunktur anbetrifft, so ist das Wissen um die Punkte und Meridiane sowie die Kenntnis der Resonanzketten für eine biologisch-ganzheitliche Therapie einfach eine Grundvoraussetzung.

Es geht einfach nicht ohne dieses Wissen!

Sonst verhält man sich wie ein Seefahrer, der ohne Kompaß die Meere befährt oder wie ein Flugkapitän ohne Radar.

Homöopathie

Wie aus der Reihenfolge ersichtlich ist, steht für mich der Einsatz der Homöopathie ganz oben an. Es ist ein Verfahren (oder nennen wir es gleich eine Kunst), das genial und in sich schlüssig ist wie wohl kein zweites. Weiterhin hat es den Vorteil der weitgehenden Nebenwirkungslosigkeit, wenn man nicht allzu leichtfertig mit Hochpotenzen arbeitet. Aber, um es gleich anzudeuten: Es kann Reaktionen im Sinn einer sog. Erstverschlimmerung geben. Für den klassischen Homöopathen ist das immer der Hinweis darauf, dass der Körper überhaupt noch zu Reaktionen fähig ist. Leider brechen viele Patienten an einer derart wichtigen und entscheidenden Phase, oft unter Anraten ihres konventionellen Hausarztes, die Behandlung ab.

Von den Gegnern wird die Behandlung mit homöopathischen Mitteln immer belächelt und abgelehnt. Es kommt dann immer der abwegige Vergleich mit den Tropfen in den Bodensee. Neuere Untersuchungen haben jedoch ergeben, dass homöopathische Mittel in einem Versuch eine statistisch feststellbare bessere Wirkung aufweisen als Placebos. Wer alles auf Einbildung reduzieren möchte, der muß sich fragen, wieso die homöopathische Behandlung gerade bei Kindern und Tieren besonders gut anschlägt?

Die Ausführungen im Rahmen dieser Publikation sind kein Ersatz für das intensivere Befassen mit der Homöopathie. Sie sollen eine Art generelle Betrachtung sein, ohne allzu tief in die Materie einzutauchen, dazu gibt es genügend Literatur. Zweifelsohne wird der Behandler mit einschlägiger Vorerfahrung die Angaben leichter nachvollziehen können.

In der klassischen Homöopathie gilt grundsätzlich:
* Ein akuter Schmerz erfordert tiefere Potenzierungen: Je nach Mittel wird man Potenzen wie D 3, D 4, D 6, D 8, D 10 oder D 12 verabreichen.
* Chronische Beschwerden verlangen nach höheren Potenzierungen.

Hier spielt natürlich die Erfahrung des einzelnen Therapeuten eine große Rolle, aber mit Potenzierungen wie D 15 oder D 30 liegt man ganz richtig. Bei noch höheren Verschüttelungen ist eine Testmöglichkeit ratsam.

So teste ich beim Vegatest-Verfahren grundsätzlich in solchen Fällen einmal die Notwendigkeit einer Hochpotenz und zweitens die Verträglichkeit.

Geläufige Verabreichungsformen:
* Tropfen (meist auf Alkohol-Basis)
* Tabletten (meist auf Basis von Lactose)
* Globuli (Streukügelchen aus Zucker)
* Ampullen (in physiologischer Kochsalz-Lösung)

Die Form der Gabe hängt natürlich von den Umständen ab. Kleinen Kindern wird man Globuli verabreichen. Die Tropfengabe ist bei einem Alkoholiker, der gerade eine Entziehungskur macht, nicht das Ideale.

Noch ein Wort zu den Tropfen. Leider enthalten viele Mittel bis zu 65% Aethylalkohol. Ob das notwendig ist, muß ich immer wieder bezweifeln. Um den Patienten aber das brennende Gefühl des Alkohols auf der Zunge zu ersparen, lasse ich die verordneten Tropfen stets in einem Glas mit stillem Wasser einnehmen. Die Schlucke werden dann langsam im Mund eingespeichelt.

In akuten Fällen ist die Injektion eines Mittels in die Nähe der Schmerzregion das Beste.

Dazu noch ein wichtiger Tip:

Zahnärzte glauben immer, dass ein Mittel nur dann wirkt, wenn es wie Anästhetika unter das Periost injiziert wird. Das ist unsinnig, schmerzhaft und schafft Ängste. Eine Injektion in die Schleimhaut (submucöse Injektion) in der Nähe des aktuellen Geschehens reicht völlig aus.

Übliche Dosierungen:
* Tiefpotenzen D 3 - D 8: Mehrmals täglich, im akuten Fall stündlich
* Mittelpotenzen D 10 und D 12: Ein - bis zweimal täglich
* Mittelpotenz D 15 oder D 20: Maximal einmal täglich, ansonsten zweimal wöchentlich
* Höhere Potenz D 30: Einmal wöchentlich
* Höhere Potenz D 60: Einmal in 14 Tagen

Nosoden-Therapie

Nosoden stellen so etwas wie eine „Impfung" mit homöopathisierten Mitteln dar. Diese Mittel werden aus Bakterien, Viren, Pilzen, entzündlichen Sekreten oder erkrankten Organen durch Sterilisierung und anschließende Verschüttelung gewonnen.

Der gedankliche Hintergrund einer Nosode ist folgender: Man möchte dem Körper die Information dessen geben, was ihn krank macht oder ihm Beschwerden bereitet, aber wie eben erwähnt, in homöopathisierter Form. So verschafft man dem Organismus die Möglichkeit der Orientierung am „Feind", so möchte ich es einmal bildhaft formulieren.

Der Organismus kann offenbar mit bestimmten Systemen solche Erkennungsaktionen durchführen. Für die Verabreichung gelten die gleichen Regeln wie für die klassischen Homöopathika.

Man unterscheidet noch zwischen Fremd- und Auto-Nosoden. Erstere werden beispielsweise aus irgendwelchen Streptokokken gewonnen. Im zweiten Fall verwendet man den Abstrich eines Patienten, also sein eigentliches persönliches pathologisches Substrat, um daraus ein Heilmittel herzustellen. Dieser Weg ist leider zeit- und kostenaufwendig.

Für die Verordnung von Nosoden gilt aber eine Einschränkung:
* Patienten mit einer eingeschränkten Abwehrlage oder in allgemein schlechter Verfassung sind für die Behandlung mit Nosoden nicht so geeignet, da die Gefahr möglicher Reaktionen besteht, die unter Umständen den Patienten überlasten oder überfordern.
* Nosoden möglichst nicht in zu tiefer Potenz wie D 3, D 4 oder D 6 verwenden, da noch zuviel pathologische Direktinformation vorhanden ist. Je höher die Potenz, desto abstrakter, aber auch wirksamer ist das Mittel.
* Daher in jedem Fall: Nosoden nie allein verabreichen, sondern immer im Zusammenhang mit Homöopathika, Organpräparaten oder sonstigen aufbauenden Mitteln.
* Nosoden sind tunlichst nicht am Abend, sondern mehr am Vormittag einzusetzen, da evtl. nächtliche Reaktionen möglich sind.

Für den zahnärztlichen Bereich gibt es eine erstaunlich große Anzahl von Nosoden. Um einige zu nennen: Chronische Pulpitis, gangränöse

Pulpa, Kieferostitis, chronisch bakterielle Kieferostitis, Periodontitis, Zahnfleischtasche, Mycosis oris, Zahnsäckchen, Wurzelbehandelter Zahn, Radiculäre Zyste, Granuloma dentis suis, Streptococcus haemolyticus, etc. Nosoden wurden früher im großem Umfang von der Firma Staufen-Pharma hergestellt, leider gibt es die Firma nicht mehr. Nosoden stellt ferner her: Fa. Heel. Es gibt zudem Apotheken oder Firmen im Ausland, die Produkte der Firma Staufen-Pharma übernommen haben und weiterhin vertreiben.

Organpräparate

Diese Mittel werden aus biologisch aufgezogenen Tieren (Lämmer, Kälber oder Schweine, je nach Hersteller-Firma) gewonnen. Das angstbesetzte Thema BSE kann somit getrost „außen vor" bleiben.

Der gedankliche Hintergrund hat eine entfernte Ähnlichkeit mit dem Nosodenprinzip, nur dass es sich hier um „gesunde" Informationen für das offene System Mensch handelt. Gibt man dem Körper eine Art Abbild einer gesunden, unveränderten Struktur, so dient ihm dies als Hilfe, als „Visualisierung", als Leitbild für die Gesundung oder Besserung.

Organpräparate dürfen nicht mit Frischzellen-Mitteln verwechselt werden. Damit haben sie absolut nichts gemein. Es geht hier nämlich nicht so sehr um das Materielle im Sinn von Zellen oder Organstrukturen, sondern um die Information, die jeder lebendigen Substanz innewohnt. Materie braucht grundsätzlich immaterielle Aspekte für die Organisation und Steuerung, sie selbst ist allein dazu nicht fähig. Moleküle verbinden sich nicht einfach allein und spontan zu höheren Lebensformen, sondern sie brauchen einen Plan.

Je nach Hersteller-Firma liegen die Organpräparate ebenfalls in den oben angegebenen Verabreichungsformen vor. Es gibt aber auch Kombinationspräparate, die Organpräparate und Homöopathika enthalten, so zB. von der Firma Wala als Globuli und Ampullen.

Viele Organpräparate sind mehr oder weniger nur als Ampullen lieferbar. Diese können aber auch getrunken werden, indem man die Ampullen in ein Glas stilles Wasser entleert und schluckweise einspeichelt, immer vom Essen getrennt.

Es gibt aber einen entscheidenden Unterschied zu den klassischen Homöopathika:
* Akute Schmerzen verlangen höhere Potenzen wie D 15, D 20 oder D 30
* Chronische Beschwerden werden mit tieferen Potenzen wie D 6, D 8 oder D 10 im Sinne einer Pflege therapiert

Diese Unterscheidung ist von großer Wichtigkeit!
Prägen Sie sich bitte diese andere Handhabung gut ein!

Zur Dosierung:
* Tiefere Potenzen können öfter gegeben werden, im großen und ganzen wird man sich jedoch auf ein- bis zweimalige tägliche Gaben beschränken.
* Höhere Potenzen gibt man in der Regel höchstens einmal am Tag. Bei starken Beschwerden muß man allerdings schon einmal zur mehrmaligen Gabe übergehen.
* Handelt es sich um Potenzakkorde, also eine Mischung verschiedener Potenzen (zB von der Firma Heel) , so ist die tiefste Potenz für die Häufigkeit der Gabe entscheidend.

Einige Präparate für die Zahn-Heilkunde: Maxilla, Mandibula, Gingiva, Periodontium, Pulpa dentis, Nervus trigeminus, Articulatio temporo-mandibularis, Membrana.sinus maxillaris, etc., eignen sich sowohl für die Diagnostik als auch für die Therapie.

Wer sich ausführlicher mit dem Thema Homöopathie befassen möchte, dem empfehle ich mein im Jahr 2016 erschienenes Buch „Homöopathie und Zahn-Heilkunde" (s. Buchende: Literatur-Verzeichnis).

Behandlung mit Farben

Sie werden sich fragen: Farben und Schmerzbehandlung, wie soll das denn funktionieren?
Seit ca. 25 Jahren befasse ich mich mit den therapeutischen Wirkungen der Farben und ich muß zugeben, dass ich darauf nicht mehr verzichten

möchte. Da es sich um das Thema Schmerzbehandlung handelt, stehen zwei Farben im Vordergrund.

Farbe Blau
Diese Farbe hat eine Reihe von Eigenschaften, die für die Schmerzbehandlung im akuten Fall wichtig sind.

Blau wirkt:
* Kühlend
* Entzündungshemmend
* Bakterizid
* Abschwellend

Farbe Gelb
Diese Farbe wirkt aktivierend auf das Lymphsystem und wirkt wie ein Blockade-Brecher gerade in chronisch-degenerativen Fällen. Um es mit einem Satz zu formulieren: Gelb bringt Schwung in müdes Gewebe. Das bedeutet aber auch: Ein chronischer Zustand kann dadurch akut aufflackern, daher sollte die Behandlung nicht unbeschränkt lange und intensiv erfolgen.

In Stichworten also noch einmal:
Gelb wirkt:
* Aktivierend
* Belebend
* Positiv-erheiternd

Neben diesen global wirkenden Farbindikationen gibt es noch eine weitere Zuordnung, die man sich einprägen sollte.
Jeder Zahn ist ein Individuum, d.h. wir haben es im Normalfall mit 4 x 8 Individuen (= Odontonen) zu tun. Die Farben gelten für den jeweiligen Zahn unabhängig vom Quadranten:

* Zähne 11, 21, 31, 41: Farbe Hellgrün / Maigrün
* Zähne 12, 22, 32, 42: Farbe Gelb

* Zähne 13, 23, 33, 43: Farbe Rot
* Zähne 14, 24, 34, 44: Farbe Orange
* Zähne 15, 25, 35, 45: Farbe Türkis
* Zähne 16, 26, 36, 46: Farbe Blau / Dunkelblau
* Zähne 17, 27, 37, 47: Farbe Flaschengrün
* Zähne 18, 28, 38, 48: Farbe Violett

Diese Angaben dienen mehr denjenigen Kollegen (und auch Patienten), die sich intensiver mit dem Hintergründigen befassen möchten.

Die näheren Erklärungen für diese Zuordnungen sind aus meinem Buch „Mars im Spiegel – Mythologisch-bißliche Betrachtungen" zu entnehmen.

(Eine Übersicht finden Sie auf der Holodontie-Tafel der früheren CoMed-Verlaggesellschaft, die leider nicht mehr erhältlich ist.).

Diese individuellen Farben sind gerade in den Fällen von großer Bedeutung, bei denen am Zahn irgend etwas nicht in Ordnung ist, der Patient eine Art Mißempfindung an diesem Zahngebiet hat und niemand eigentlich so recht etwas Konkretes findet. Mit der Farbe wird das Zahngebiet wieder in seine individuelle „Normalität", um es in Ermangelung eines anderen Ausdrucks so zu formulieren, geführt oder geleitet.

Wie wendet man nun die Farben an und welche Geräte sind dafür erforderlich? In den meisten Fällen wird es sich um die Behandlung und Unterstützung im akuten Fall handeln, so dass diese Hinweise dafür nur bedingt zu verstehen sind. Gerade die länger dauernden Behandlungsunterstützungen sind etwas für den Heimgebrauch, da sie in der Praxis nicht zu realisieren sind.

* Auflegen eines farbigen Tuchs oder Stoffs außen (also über die Haut) auf das Zahn-Kiefer-Gebiet. Liegezeit mindestens 1 Stunde.
* Bestrahlen mit einer blauen Lampe / Glühbirne (im Elektrohandel erhältlich). Auch diese Behandlung ist vom Zeitaufwand mit rund 1 Stunde zu veranschlagen.
* Vegalux: Über flexible Lichtleiter wird Kaltlicht transportiert und durch farbige Vorsätze entweder auf Hautareale oder Akupunktur-Punkte

appliziert. Nur 6 Grundfarben vorhanden.

* MORA-Color: Durch optoelektronische Umwandlung können Farben über verschiedene Elektroden (Punkt-, Rollen-Elektroden und Magnet-Sonden) appliziert werden. Der Vorteil dieses Systems liegt darin, dass die Tiefenwirkung sehr intensiv ist und sowohl Hautareale als auch Akupunktur-Punkte behandelt werden können. Ein weiterer Vorteil ist ein Einschub, über den zusätzliche Farben in Form von Dias eingegeben werden können. Das ist gerade für die spezifische Zahn-Farb-Therapie wie oben angegeben von großer Bedeutung. Diese Anwendung erfolgt oft in meiner Praxis, zB. nach kieferchirurgischen Eingriffen.

Gerade im akuten Fall, sowie nach Extraktionen und operativen Eingriffen, ist die Farbtherapie mit Blau eine ungemein wichtige und wirksame Unterstützung zur Heilung. Die postoperativen Schmerzen und Schwellungen sind dadurch stark reduziert. Die beste Wirkung wird erzielt, wenn diese Behandlung möglichst am gleichen Tag wie der Eingriff und wenn möglich noch einmal am Folgetag oder falls nicht anders möglich, am Folgetag durchgeführt wird.

Im akuten Fall wird durch die bakterizide und entzündungshemmende Wirkung der Farbe Blau eine Linderung des Zustandes erreicht und Folgemaßnahmen wie beispielsweise eine nicht zu umgehende Trepanation gehen leichter vonstatten. Eine Kombination mit der Bioresonanz-Therapie (Mora-Therapie) hat sich als gute Behandlungs-Synthese erwiesen.

Bioresonanz-Therapie / Mora-Therapie und ähnliche Verfahren

Die Grundlagen der Wirkungsweise gehen auf den russischen Emigranten Lakhovsky zurück, der Ende der Zwanziger Jahre eine Reihe von aufregenden Erkenntnissen veröffentlichte.

So formulierte er:

Eine Körperzelle wird krank, weil sich ihr Schwingungsmuster vom Gesunden ins Pathologische verändert. Gelingt es, dieser Zelle ihre eigentliche physiologische Schwingung wieder zu geben, so wird sie wieder gesund.

Das ist in wenigen Worten das Grundprinzip der Bioresonanz-Therapie, für die es noch einige andere Bezeichnungen gibt wie z.B.: Mora-Therapie oder Biophysikalische Informations-Therapie. Der Arzt Dr. Morell griff die alten Ideen von Lakhovsky aus einer neueren Sichtweise und vor allem mit neuen elektronischen Möglichkeiten zusammen mit seinem Schwiegersohn Erich Rasche wieder auf (daher der Name MoRa).

In den Geräten ist so etwas wie eine Freund-Feind-Erkennung, die über bestimmte Filter zwischen physiologischen und pathologischen Körperschwingungen differenzieren kann. Das Gerät nimmt Informationen auf, prüft sie und modifiziert sie zu Therapieschwingungen um, die an den Patienten zurückgegeben werden. Eine Vielzahl von empirisch gefundenen und hypothetisch angenommenen Programmeinstellungen geben den Geräten eine große Bandbreite. Es gibt eine Unzahl von speziellen Elektroden und Zusätzen für jede medizinische Fachrichtung.

Das Entscheidende an dieser Therapie ist die Tatsache, dass während der Zeit der Therapie der Organismus so etwas wie eine Rekonvaleszenz erfährt, die ihm eine Art „Verschnaufpause" gibt und die Möglichkeit zur besseren Beantwortung und Behebung der Mißlichkeiten verschafft.

Unkritische Gemüter versprechen immer wieder, mit dieser Behandlung könne man nichts falsch machen und es könne keine Nebenwirkungen geben. Das ist natürlich unsinnig, denn mit jeder Therapie, auch mit der Homöopathie, kann man Fehler machen und unbeabsichtigte Nebenwirkungen erzielen. Daher ist gerade bei diesen elektronischen Methoden nicht nur das unreflektierte Übernehmen der Handbuch-Vorschläge von Bedeutung, sondern man muß das Gerät kennen, beherrschen und sich darüber im Klaren sein, was man dabei tut und in letzter Konsequenz als Ergebnis erzielen will.

Ich bin mir dessen bewußt, dass ich damit die gesamte Therapie nur in griffigen Schlagworten beschrieben habe, aber darüber gibt es ausreichende Literatur.

Auch wenn einstmals neuartige, jetzt aber stärker verbreitete Behandlungen noch lange nicht bis ins Letzte mit normalen physikalischen Methoden erklärbar ist, sind die Erfolge immer wieder verblüffend. Ein akutes Geschehen ist oftmals mit ein bis zwei Sitzungen etwas zu verbessern. Chronische Zustände hingegen erfordern immer längere Benandlungsabläufe.

Auf einen ganz gravierenden Fehler möchte ich aus der Praxis-Erfahrung hinweisen, der. leider aus den Köpfen vieler Therapeuten nicht herauszubekommen ist:
* Seien Sie vorsichtig mit den Verstärkungen, besonders mit der Invertierung der pathologischen Informationen. Es ist immer besser, abzuschwächen als zu verstärken
* Viel nutzt nicht immer viel!
* Die Einstellungen Di (D quer) und Ai (A quer) haben Nosoden-Charakter. Und bei Nosoden gibt es eine Reihe von Einschränkungen, die weiter oben erwähnt wurden.

Auch mit diesen Geräten, um es noch einmal zu erwähnen, kann man etwas falsch machen, es sind keine Heilungs-Automaten oder Selbstläufer.

Für sämtliche Geräte-Methoden gilt: Eine parallele Behandlung mit der Homöopathie ist immer von Vorteil für den angestrebten Behandlungserfolg.

Lymphdrainage

Das Lymphsystem ist so etwas wie ein Stiefkind der klassischen (Zahn)Medizin. Man hört darüber, wenn beispielsweise bei einer Malignom-Operation Lymphknoten mit entfernt werden mußten.

Dabei hat die Lymphe und das Lymphsystem eine immens wichtige Aufgabe. Etwas salopp können wir es als Bestandteil der körpereigenen Müllabfuhr bezeichnen. Abfallprodukte von Stoffwechselvorgängen werden abtransportiert und damit das Gewebe gereinigt.

Besonders in derart virulenten und „aufgewühlten" Bereichen einer Entzündung oder in einer postoperativen Phase ist Ordnung oberstes Gebot. Dazu bieten sich folgende Möglichkeiten an:
* Homöopathische Lymphmittel. Sie aktivieren den Lymphfluss.
* Lymphsalben. Dadurch kann der Patient aktiv eingebunden an seiner Behandlung mitwirken. Gerade im zeitlichen Umfeld vor und nach Extraktionen und operativen Eingriffen ist das Funktionieren des Lymphsystems einer der Garanten für eine problemlose Heilung.
* Absetzen von Kuhmilch und deren Produkten. Milchprodukte verstop-

fen das Bindegewebe, „verkleben" den Lymphabfluß und sind zudem eines der häufigsten Nahrungsmittelallergene. Sie bewirken weiterhin eine Übersäuerung des Körpers. Gerade Menschen mit rezidivierenden Tonsillen-und Hals-Entzündungen sollten, ja, müssen die Kuhmilch absetzen.
* Ausreichend trinken
* Zusätzlich kann in der Praxis mit den Geräten der Bioresonanz eine Unterstützung und Anregung des Lymphsystems durchgeführt werden. Dafür bieten die Systeme Roll- und Magnet-Elektroden an.

Ernährungshinweise

Sämtliche „Bauteile" und Wirkstoffe des Körpers können nur aus dem aufgebaut werden, was über die Ernährung und die Atmung zugeführt wird. Es dürfte auch dem unverbesserlichsten Kritiker einer gesunden Ernährung nicht schwer fallen zu akzeptieren, dass eine unzulängliche Komposition der Nahrung auch irgendwann zwingend zu Unzulänglichkeiten des Körpers führen muß. Gerade in Spannungssituationen, wie sie eine akute Entzündung unabhängig von ihrer anatomisch-topografischen Lokalisation immer darstellt, ist eine gesunde Reserve immer von Vorteil.

Wir greifen dazu noch einmal das weiter oben angeschnittene Thema Acidose auf und rufen uns dazu noch einmal den Leitsatz in Erinnerung:
* Je übersäuerter ein Körper ist, desto eher neigt er zu akuten Entzündungen.
* Im entzündeten Bereich liegt immer eine lokale Acidose vor.

Besonders Calcium, Kieselsäure und Zink sind für einen physiologischen pH-Wert und für die Heilung von großer Bedeutung.

Daher ergeben sich für ernährungsmäßige Unterstützungen bei Schmerzbehandlungen folgende Grundsätze:
* Sämtliche Süßigkeiten wie Naschwerk jeglicher Form, Backwaren, Schokoladen, zuckergesüßte Getränke / Säfte und normale Konfitüren sind grundsätzlich zu vermeiden. Der Grund liegt darin: Raffinierte Kohlenhydrate sind Mineralräuber und übersäuern daher den Körper noch weiter. (Näheres zu diesem Thema finden Sie in meinem Buch: „Selbstmord mit Messer und Gabel")

* Kuhmilch und Milchprodukte sind aus den bereits erwähnten Gründen ebenfalls keine optimale Ernährung in schmerzhaften Phasen.
* Wichtig sind Lebens- und Nahrungsmittel, die Basenlieferanten darstellen wie z.B. Kartoffeln oder Naturreis sowie die meisten Gemüse.
* Als Zusatz kommen Präparate in Frage, die einer Acidose entgegensteuern. Um nur einige zu nennen:
* Alkala N Sanum
* Basica
* NemaBas Tabletten oder NemaBas Citrat Basenpulver Nestmann
* Schüssler-Salze.

Obwohl die Schüssler-Salze mehr dem homöopathischen Bereich zuzuordnen sind, führe ich sie an dieser Stelle auf. Erwähnenswert ist vor allem das Mittel Nr. 2 (Calcium phosphoricum). Weiterhin Nr. 3 (Ferrum phosphoricum) und Nr. 11 (Silicea).

In meiner Praxis arbeite ich vorwiegend mit den Schüssler-Salzen der Firma Nestmann (Biochemie Nestmann), da sie auf der Basis von Kartoffelstärke hergestellt sind und nicht auf der Basis von Weizenstärke mit seinem Bestandteil Gluten.

Die Bedeutung der Resonanz-Ketten

Gerade für so ein prekäres Gebiet wie die Schmerzbehandlung ist die Hinterfragung der Zusammenhänge unerläßlich. Nehmen wir zum besseren Verständnis dazu ein Beispiel aus dem Praxis-Alltag:

Ein Zahnarzt präpariert auf der rechten Oberkieferseite die Zähne 17 - 14. Die Patientin verträgt die Phase der Provisorien recht gut und nach dem Einsetzen verspürt sie einen nicht genau zu lokalisierenden Schmerz, der in den folgenden Tagen immer stärker wird. Nach einer Woche ist der Zahnarzt gezwungen, sein neues Werk zu durchbohren und den Zahn 16 zu trepanieren. Verständlicherweise war die Patientin darüber alles andere als erfreut.

Nun erhebt sich (oder sie sollte sich zumindest erheben) die Frage: Warum ausgerechnet der Zahn 16 ?

Die Füllungen an sämtlichen vier beschliffenen Zähnen waren größenmäßig identisch und alle Zähne sind nach gleichen Kriterien weniger schlecht oder gut behandelt worden.

Was der Zahnarzt aber nicht wußte, da seine Erstanamnese unzureichend war, ist folgender Tatbestand:

Die Patientin leidet unter einer leichten Überfunktion der Schilddrüse und nimmt daher seit zwei Jahren Schilddrüsenmittel. Aber das ist noch nicht alles: Sie muß weiterhin bei der Ernährung sehr vorsichtig sein, denn viele Nahrungsmittel wie Kohl, Zwiebeln, Paprika und fette Speisen führen bei ihr zu starken Blähungen. Es liegt also eine Pankreasenzym-Insuffizienz vor, d.h. die Nahrungsmittel werden nicht vollständig verdaut und die Pankreas ist zudem überlastet.

Ausgerechnet unser Problem-Zahn 16 weist eine deutliche energetische Beziehung zur Schilddrüse und auch zum exokrinen Teil der Pankreas auf.

Die Konsequenz im Sinne der Resonanzketten ist folgende:

* Ist ein Organ oder Körperbereich energetisch gestört, so belastet er sämtliche anderen Organe auf der gleichen Resonanzkette. Führt jetzt ein Zahnarzt an einem Zahn dieser Resonanzkette einen immerhin strukturschädigenden und invasiven Eingriff wie das Beschleifen durch, womöglich noch mit der Turbine, dann wird ein derartig „vorbelasteter" Zahn diese Tortur nicht überstehen und sich mit einer akuten Folge-Entzündung wehren. Über das dabei immer vorhandene bakterielle Problem soll in einem späteren Kapitel gesprochen werden.

* Das gleiche gilt auch für Extraktionen oder Operationen. Bei einem Zahn ist die Wundheilung unproblematisch, aber an einem Nachbarzahn gibt es Probleme im Sinn einer Wundheilungsstörung mit Schmerzen. Auch in diesem Fall wäre das Wissen um die Resonanzketten und eine umfangreiche Anamnese sicher sinnvoll gewesen.

* Die Konsequenz aus diesen Fällen: Jeder Zahnarzt sollte bei einem neuen Patienten eine gründliche ganzheitliche Anamnese durchführen und zumindest über die wesentlichen Zusammenhänge Bescheid wissen. Als Hilfe kann auch eine Übersichtstafel in der Nähe des Arbeitsplatzes dienen.

Allgemeine Schmerzbehandlung

Viele allgemeine Hinweise und Empfehlungen können, wenn nicht direkt Organpräparate und Nosoden ausdrücklich für den Zahnbereich angegeben sind, ohne weiteres natürlich auch auf andere Körperbereiche oder andere nicht-zahnmedizinische Disziplinen übertragen werden.

Um Ihnen dies zu verdeutlichen, will ich Ihnen ein eigenes Erfahrungsbild schildern.

Bei Gartenarbeiten wollte ich einen Strauch, der längere Stacheln aufwies, etwas zurückstutzen. Trotz Handschuhen bekam ich einen Dorn in einen Finger. Nachts wachte ich auf, da ich an diesem Finger wahnsinnige Schmerzen hatte. Der Finger wies sämtliche Symptome einer akuten Entzündung auf: Er war geschwollen, gerötet, er schmerzte, er pochte und ich konnte den Finger kaum beugen. Ein Panaritium vor Augen dachte ich sofort an eine chirurgische Öffnung des Geschehens. Da Praxis und Wohnung in einem Haus sind, ging ich in die Praxis und behandelte den Finger erst einmal mit dem Moracolor-Gerät (Farbe BLAU, verstärkt). Die Schmerzen ließen nach. Zudem nahm ich eine Tablette Traumeel S und 3 Tabletten Hepar sulfuris 111 Synergon Kattwiga. Danach konnte ich wieder schlafen.

Am Morgen aufgewacht, konnte ich den Finger wieder etwas bewegen und der pochende Schmerz war auch nicht mehr spürbar. Jetzt etwas mutig geworden, wollte ich mir eine chirurgische Intervention ersparen und nahm jede Stunde eine Tablette Traumeel und 1 Tablette Hepar sulfuris 111 Synergon. Am Abend war der Finger wieder fast normal und ich konnte ihn wieder wie gewohnt krümmen. Die chirurgische Behandlung konnte ich mir ersparen.

Dieses Beispiel soll nur verdeutlichen, dass man auch andere Wege gehen kann. Diese Behandlung kann man natürlich nur für sich durchführen, da man für sich selbst auch das Risiko übernehmen kann. Einen ängstlichen Patienten, der obendrein einer homöopathischen Behandlung skeptisch gegenübersteht, wird man besser konventionell therapieren.

Daher dient meine eigene Erfahrung, die ich übrigens mit dem gleichen Strauch im nächsten Jahr noch einmal fast genauso erleben musste (danach wurde der Strauch vom Gärtner entsorgt), als Anregung, und zwar für all diejenigen, die noch den Mut haben, ein wenig Risiko in einer Zeit einzugehen, in der man sich gegen alles und jedes versichert glaubt.

Beschwerden der Zahnpulpa

Die akute Pulpitis

Diese Form des Schmerzes dürfte für die meisten Patienten als Inbegriff des Zahnschmerzes schlechthin gelten. Daher beginnen wir das Thema Zahn-Schmerzen mit der akuten Pulpitis, da sie die am häufigsten vorkommende Form der Schmerzen im Zahn-Mund-Kiefer-Gebiet ist. Wenn man den Aussagen der Betroffenen Glauben schenken darf - und daran besteht im Grunde kein Zweifel - dann handelt es sich um eine der unangenehmsten und intensivst empfundenen Schmerzphänomene des Körpers. Eine Reihe weiblicher Patienten hat offenbar ein derartiges Erlebnis in so schlechter Erinnerung, dass ich in meiner Berufslaufbahn schon einige Male den Satz gehört habe: Lieber noch einmal ein Kind bekommen, als noch einmal im Leben ein solches Drama mitzumachen.

Die häufigsten Ursachen einer akuten Pulpitis

* Caries profunda
* Folgen einer chronischen Pulpitis
* Präparationstrauma
* Fehlerhafte Behandlung bei der Füllungstherapie
* Unzureichende Unterfüllung bei Kunststoff-Füllungen
* Unachtsamkeiten bei der Anätzung von Dentin oder Schmelz
* Irritationen durch Manipulationen bei der Überkronung
* Folgen von Schlag oder Sturz

Das sind die häufigsten anamnestisch oder exploratorisch zu eruierenden Ursachen einer akuten Pulpitis. Was macht den eigentlichen Zahnschmerz so gravierend und unüberfühlbar?

Ich möchte Ihnen dazu mein Erklärungsmuster anbieten.

Die Komponenten einer akuten Entzündung sind bekannt:

* Dolor (Schmerz)
* Rubor (Rötung)
* Calor (Wärme)
* Tumor (Schwellung)
* Functio laesa (gestörte Funktion)

Ich denke, dass die Summe der vier ersten Parameter, die für unsere Betrachtung am wichtigsten sind, bei jeder Entzündungsstärke konstant sind. Das heißt: Je stärker die Entzündung, desto größer das (fiktive) Produkt aus den vier Faktoren.

Was macht den eigentlichen Zahnschmerz so gravierend und unüberfühlbar?

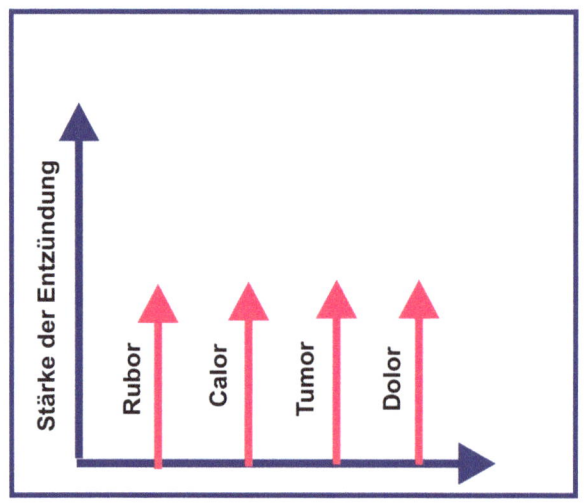

Komponenten einer Entzündung

Im Bereich der Pulpa gelten andere Bedingungen als im Rest des Körpers: Das enge Korsett des Pulpencavums ermöglicht keine Zunahme der Schwellung. Ebenso kann keine stärkere Erwärmung stattfinden, da wie bekannt, Erwärmung immer zur Ausdehnung führt. Und die Rötung ist nichts weiter als ein Ausdruck der zunehmenden Wärme bzw. der Hyperämie. Wenn denn die Zunahme der Entzündung zu einer adäquaten Zunahme sämtlicher Parameter führen soll, damit die Gesamtsumme der Faktoren der Stärke der Entzündung entspricht, so kommt als einziger möglicher Faktor der Schmerz mit seiner überproportionalen Zunahme in Frage. Die alltägliche Erfahrung in der Praxis zeigt die Stimmigkeit dieser Hypothese.

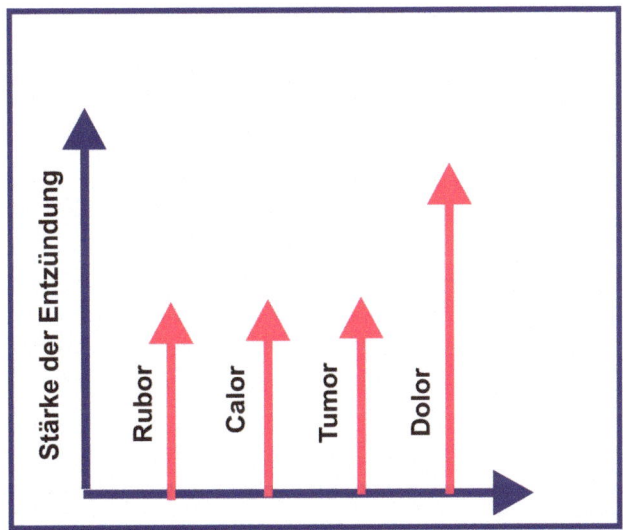

Komponenten einer Entzündung an der Zahnpulpa

Ein ernsthaftes Dilemma stellt für Zahnarzt und Patient ein heftig akut entzündeter Zahn insofern dar, da die Injektionen des Zahnarztes häufig überhaupt keine Anästhesie-Wirkung erzielen. Selbst mehrere Ampullen verpuffen scheinbar ergebnislos und der Zahn ist dermaßen berührungsempfindlich, dass die notwendige und letztendlich angestrebte Behandlung mit Bohrer oder Zange einfach unmöglich ist.

Liegt neben dieser Empfindlichkeit zusätzlich noch eine Schwellung vor, so gibt es zur direkten Behandlung in der Zahnarztpraxis im Grunde keine Alternative. Eine Antibiotika-Verordnung „faßt" bekanntlich nicht so schnell und die Trepanation eines solchen Zahnes schafft „Abfluß".

In einem der vorhergehenden Kapitel sind wir auf die Abgrenzung zwischen akut und chronisch eingegangen. Bei der Behandlung der akuten

Pulpitis müssen wir ebenfalls das Thema akut etwas unterteilen. Die Bandbreite akut reicht hier von ständig unangenehm vorhanden bis nicht mehr aushaltbar.

Weiterhin spielt der Ereigniseintritt eine wichtige Rolle. Eine Hyperämie der Pulpa direkt nach dem Einsetzen einer Krone oder direkt nach einer Präparation ist anders zu behandeln als eine akute Pulpitis, die nach längerer Tragezeit einer Krone auftritt.

Der Einfachheit halber setze ich in diesem Kapitel den Begriff „Akute Pulpis" mit dem Inhalt des eigentlichen „Akuten Zahn-Schmerzes" gleich, obwohl akute Schmerzen ebenfalls am Parodont und im Kieferknochen ohne das Vorliegen einer akuten Pulpitis auftreten können.

Ein Fall aus der Praxis
Monika S., 34 Jahre, hatte über die schädlichen Wirkungen von Amalgam gelesen und gehört. Mit 30 Jahren beschließt sie, sich dieses Material endlich entfernen zu lassen. Ihr damaliger Zahnarzt, relativ jung von der Uni, empfiehlt ihr Keramik-Inlays. Die sähen gut aus und würden auch lange halten.

Nach der Eingliederung empfindet die Patientin folgendes: Sämtliche behandelten Zähne sind im Grunde nie ganz ruhig und „grummeln" ständig irgendwie vor sich hin.

Dreieinhalb Jahre später wird der erste der versorgten Zähne akut und muß wurzelbehandelt werden. Ein Monat später folgte der zweite Zahn. Zwei Monate später muß wieder ein Zahn wurzelbehandelt werden. Zwei Monate später meldet sich erneut ein Zahn, und zwar diesmal der Zahn 17. Sie erhält 10 Tage lang Antibiotika. Wegen starker Schmerzen gelingt dem Zahnarzt aber keine völlige Anästhesie. Zugleich bemerkt die Patientin eine Verschlechterung des Visus auf dem rechten Auge und sie hat das Gefühl, als hätte sie Sand oder Schmirgelpapier im Auge.

Wegen unklarer Beschwerden sind weitere Keramik-Inlays entfernt und gegen Zement oder ein provisorisches Material ausgetauscht worden. Der Blick in den Mund zeigt alles andere als einen erfreulichen Zustand. Die Patientin hat häufig starke Kopfschmerzen und eine Woche vor dem Besuch bei mir einen, wie sie sagt, riesengroßen Herpes labialis, eine Erscheinung, die sie noch nie zuvor hatte. Ein aufgeschlossener

Physiotherapeut aus der Nähe schickt nunmehr die Patientin zu mir.

Im Vegatest zeigt sich eine starke Zahn-Kiefer-Störfeld-Belastung (Stärke 6 auf einer Skala von 0 bis 10), das Immunsystem ist nicht optimal, ferner liegt eine chronische Sinusitis vor.

Erster Therapie-Schritt: Noch eine Wurzelbehandlung (leider!, aber der Zahn weist bereits eine gangränöse Pulpa auf), dann doch Extraktion des Zahnes 17.

Zweiter Therapie-Schritt: Versuch, die anderen Zähne mit chronischer und irritierter Pulpa zu erhalten, um aus der Patientin nicht schon einen dentalen Früh-Invaliden zu machen und zugleich Verbesserung der Schmerzsituation.

Zur Ursache: Eindeutig unzureichende Sicherheitsmaßnahmen beim Eingliedern von Keramikinlays, eventuell zusätzlich durch Kunststoffkleber und natürlich auch durch Schleiftraumata.

* Wichtiger Hinweis:

In den üblichen EAV-Büchern und -Tabellen ist folgende Erkenntnis nicht enthalten: Nach meinen Erfahrungen hat die Region 17 und 27 eine außerordentlich wichtige Beziehung zum Thema Sehvermögen und im übertragenen Sinne zur Fähigkeit des Durchschauens und den Durchblick bewahren.

Immer wenn nur ein Auge betroffen ist und diese Behinderung irgendwie im zeitlichen Zusammenhang mit zahnärztlichen Maßnahmen auftritt, ist

* bei Entzündungen im Augenbereich etc. ist die energetische Betrachtung der Eckzähne und der Vierer auf der gleichen Seite von Bedeutung. Der Oberkiefer hat eine dominantere Rolle in diesem Geschehen.

* bei Beeinträchtigungen der Sehkraft und unklaren Augensymptomen („der Augenarzt findet nichts") das Gebiet der oberen Siebener einer Überprüfung zu unterziehen. Im Fall einer Abwägung Zahn oder Auge dürfte wohl zweifelsfrei das Auge die unvergleichlich höhere Dominanz haben.

Ein Zahn ist ersetzbar. Ob nach einer Extraktion eines in Frage kommenden Zahnes ein Implantat in diese Region in Frage kommt, sollte gründlich überlegt werden.

Ein zweiter Fall, der mich vor kurzem per E-Mail erreichte

Sehr geehrter Dr. Volkmer,
bei meiner Recherche bin ich auf Ihre Seite gestoßen, auf der Sie exakt die Probleme beschreiben, an denen ich, seitdem mir eine Brücke eingesetzt wurde, leide.

Mein Zahnarzt ist leider nur mittelmäßig kooperativ. Er ist nach eigenen Angaben als Dozent im Bereich des Zahnersatzes tätig und sieht meine Beschwerden offensichtlich als "ehrverletzend" an.

Leider wohne ich in München, also zu weit von Frankfurt entfernt, um eine Behandlung bei Ihnen in Betracht zu ziehen.

Daher wollte ich Sie fragen, ob Sie mir evtl. einen fähigen Kollegen in München nennen könnten, der mir dabei helfen kann, wieder ein beschwerdefreies Leben zu führen?

Mein Kommentar dazu:
Kein Patient bildet sich die Schmerzen ein, wenn sie im Zusammenhang mit einer neuen Brücke auftreten. Man muß das schon als Zahnarzt ernst nehmen. Sich hinter Arroganz und Pseudo-Unfehlbarkeit zu verschanzen ist eine armselige Attitüde.

Homöopathie
Im Gegensatz zur Allopathie, die Schmerzmittel zumeist ohne Differenzierung einsetzt, sind die einzelnen homöopathischen Mittel entsprechend der Symptomatik einzusetzen.

Die Bedeutung der Schmerzen bei *Heiss* dürfte jedem Zahnarzt bekannt sein.

* Zahnschmerzen bei Kälte draußen und vor allem bei kaltem Wind. Der Patient traut sich nicht den Mund aufzumachen bzw. schlingt sich ein Tuch oder einen Schal vor den Mund.
>> Aconitum D 10 oder D 12 als Tropfen oder Globuli, ein- bis dreimal täglich 10 Globuli oder 10 Tropfen
* Zahnschmerzen direkt nach der Präparation oder dem Einsetzen von Kronen.
>> Arnica D 10 oder D 12 als Tropfen oder Globuli
>> Apis / Arnica Glob. Wala, mehrmals täglich 10 Globuli
>> Apis / Belladonna cum Mercurio Globuli Wala, mehrmals täglich

10 Globuli
>> Argentum / Quarz Globuli Wala, mahrmals täglich 10 Globuli
Zusätzlich kann als Injektion gegeben werden:
>> Argentum D 30 / Echinacea D 6 Ampullen Weleda
>> Apis / Belladonna cum Mercurio Ampullen Wala
(Bei allen Apis-Mittel: Vorsicht bei Patienten mit Bienengift-Allergie)

Organpräparate
Wie bereits beschrieben gilt: Je akuter der Schmerz, desto höher die Potenz. In einem wirklich akuten Fall injiziert man
* Pulpa dentis D 30 Amp Wala

Im Notfall, Voraussetzung, der Schmerz ist im Bereich des Erträglichen, kann dieses Mittel, wie alle Ampullen, schon zu Hause getrunken werden.
In weniger akuten Fällen kann man auch die Potenzierung D 15 anwenden.
Ein weiteres Mittel ist
* Pulpa dentis suis Injeel Heel (enthält einen Potenzakkord D 10, D 30, D 200). Ich empfehle oft, dieses Mittel sofort nach der Präparation von Zähnen und eventuell sofort nach dem Eingliedern submucös in die Nähe der Zähne zu injizieren.

Nosoden
Bei den Nosoden ist es zur Zeit etwas schwierig, da die Firma Staufen-Pharma, die größtenteils die Nosoden hergestellt hat, ihre Tätigkeit eingestellt hat.
Manche Apotheken oder Firmen in der Schweiz, Österreich oder Holland führen noch diverse Mittel, die bei uns in Deutschland nicht mehr zu erhalten sind. Man muß im Internet suchen.
Falls Schmerzen und Schwellungen mit Streptokokken oder Staphylokokken beteiligt sind, ist an das Mittel
* Spenglersan Om Kolloid Spenglersan-Meckel zu denken. Morgens nach dem Duschen ca 1-2 Spray-Stöße in die Ellenbeuge auf der Seite des Schmerzes, oder
* Polysan Om Tropfen Sanum. Wie eben.
Versuchsweise können auch weitere Mittel der Firma Sanum eingesetzt

werden

Bioresonanz-Therapie / Mora-Therapie
Eine gezielte Behandlung wird sich nicht nur aus einer einzigen direkten Behandlung am Odonton rekrutieren, sondern umfaßt ein ganzes Bündel von Maßnahmen. In der Regel geht man wie folgt vor (ich arbeite in meiner Praxis mit dem Mora-Gerät IV):
* Basis-Therapie. Diese schafft so etwas wie eine generelle Umstimmung des offenen Systems Mensch
* Als nächstes bietet sich die Lymphdrainage an. Mit einer Magnet-Sonde, deren Wirkung bis in tiefere Regionen reicht, können sowohl die Informationsabnahme als auch die Therapiesignale einige Zentimeter unter die Oberfläche der Haut und damit auch bis an die Zähne ausgerichtet werden
* Den Abschluß bildet, wenn man von einer Farbtherapie absieht, die Behandlung des Odontons direkt. Das bedeutet: Man nimmt vom Odonton direkt mit geeigneten Elektroden die Informationen ab, wandelt sie im Gerät um und führt sie dem Odonton wieder zu. Durch die zuvor erfolgte Basis-Therapie ist diese Direkt-Therapie von besserer Wirkung.

Gerade der eigentliche Zahn-Schmerz, die akute Pulpitis, ist die Domäne für die Farbe BLAU. Wie schon weiter oben beschrieben, hat diese Farbe eine ungemein positive Wirkung gegen sämtliche Entzündungen. Im Zahngebiet verwendet man am besten die dafür vorgesehenen Zahn-Elektroden und hält sie außen (buccal) oder innen (lingual/palatinal) an die Gingiva des betreffenden Odontons. Natürlich darf niemand glauben, dass mit einer Sitzung die Beschwerden verschwunden sein können. Aber allein durch die „Eigenschaften" der Farbe BLAU, nämlich kühlend, abschwellend, bakterizid und alkalisierend, sind die Folgemaßnahmen wesentlich leichter und vor allem auch wirksamer. Im weniger akuten Fall hat die konsekutive Applikation der Eigenfarbe des Odontons eine zusätzlich stabilisierende Wirkung.

Die chronische Pulpitis - das unerkannte Problem

Diese Erkrankung, so wollen wir sie einmal deutlich nennen, führt in der Schulzahnmedizin ein ausgesprochenes Aschenputtel-Dasein. Der Grund liegt einfach darin, dass es keine Möglichkeiten einer Diagnostik gibt.

Wenn man dieses heikle Thema von der Nomenklatur her angeht, ist dieser geläufige Name einfach falsch. Wörter mit der Endung „itis" deuten immer eine akute Entzündung an. Denken Sie an die zahnärztlichen Termini Gingivitis oder Parodontitis und im allgemeinärztlichen Bereich an Neuritis, Hepatitis oder Nephritis.

Der Begriff Pulpose oder Dental-Pulpose wäre konsequenter, doch wie immer im Leben ist die Gewohnheit nur schwer zu ändern. So füge ich mich der Mehrheit und bleibe beim eingeführten Wort „Chronische Pulpitis".

Die histologische Überprüfung und Verifizierung ist für einen Patienten natürlich nur die letzte Wahl (sie wäre mit einer Extraktion verbunden!) und in keinem Fall ein zufriedenstellende Ergebnis.

Welche Beschwerden kann eine chronische Pulpitis machen?

* Keine Schmerzen oder Beschwerden (in ca. 50 - 60% der Fälle)
* Beschwerden bei Kalt oder leicht bei Warm
* Schmerzen beim Draufbeißen
* Diffuse Schmerzen
* Oder eine Mischung aus mehreren der angegebenen Symptome

Besonders hartnäckig und für den Patienten enttäuschend sind die Schmerzen beim Draufbeißen, die meistens nach dem Einsetzen einer neuen Krone oder Brücke auftreten. Jedem Zahnarzt dürfte das schon widerfahren sein. Ein zuvor schmerzfreier Zahn macht nach der Überkronung Kummer und der Patient wird zum ständigen „Beschwerdegast" in der Praxis und damit auch zu einer psychischen Belastung, um das Kind beim Namen zu nennen. Sämtliche Einschleifmaßnahmen sind erfolglos. Gar mancher Patient resigniert irgendwann und sucht sich einen neuen

Zahnarzt. Da der Zustand also eingetreten ist, besteht die einzige Möglichkeit darin, den Zahn oder die Zähne wieder in einen energetisch unauffälligen Zustand zurückzuführen.

Leider kein so einfaches Unterfangen.

Nach meinen Erfahrungen ist eine Behandlung nur in ca. 50% der Fälle erfolgreich, denn organische Amputationen (und das ist eine Präparation eines Zahnes mit dem Abschneiden der Odontoblasten letztendlich) sind nicht einfach „wegwischbar". Die Reizung durch unsachgemäße periopräparatorische Maßnahmen und das zu schnelle Einsetzen mit einem Zement, der durch die Phosphor-Säure eine zusätzliche Irritation darstellt, tun ihr Übriges.

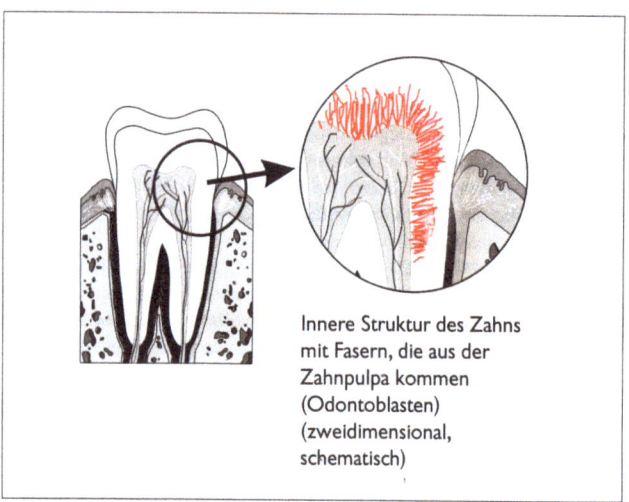

Innere Struktur des Zahns mit Fasern, die aus der Zahnpulpa kommen (Odontoblasten) (zweidimensional, schematisch)

Weitere Ursachen für eine chronische Pulpitis können sein:
* Tiefgehende Karies
* Unfälle mit Sturz oder Schlag auf einen der Zähne

Ein Tipp noch zu diesem heiklen Thema:
* Je länger ein derartiger chronischer Reizzustand besteht, desto schlechter ist die Prognose.
* Je eher eine gezielte Therapie erfolgt, desto besser die Aussichten

Nun zur Therapie.

Homöopathie
Die Zahnpulpa ist ein Teil des ubiquitären Mesenchyms. Insofern können Schüssler-Salze hilfreich sein
Biochemie Nestmann D 12 Tabletten (Silicea) 2-3 Tabletten täglich

Organpräparate
Im Normalfall, wenn es um die „Pflege" von Zähnen mit chronischer Pulpitis geht, die subjektiv weitgehend unauffällig sind, aber mit der Elektroakupunktur oder dem Vegatest feststellbar sind, ist folgende Therapie über einen längeren Zeitraum vorzuschlagen:

* Pulpa dentis D 6 Wala 50 Ampullen, täglich 1 Ampulle trinken

Damit ist allgemein über einen Zeitraum von sechs bis zwölf Monaten bei konsequenter Einnahme die Hälfte der betroffenen Zähne in einen Zustand der „energetischen Unauffälligkeit" überführbar. Zusätzliche Gaben von Vitamin C und Q 10 können das Ergebnis verbessern.

Sollten aber neben der Testampulle Chronische Pulpitis an einem oder mehreren Zähnen bereits die Testampullen Gangränöse Pulpa oder Akute Pulpitis ansprechen, sieht die Therapie etwas anders aus. Im klinischen Symptomenbild werden dann immer bereits subjektive Sensationen in der Anamnese aufgeführt. Jetzt wird die Behandlung etwas komplizierter, auf jeden Fall sind dann schmerzlindernde Mittel einzusetzen.

Nosoden
Diese sind nicht immer indiziert. Wenn man sie verabreicht, ist eine individuelle Testung zu empfehlen. Wie bereits einige Male angeführt: Die Auswahl von Nosoden ist stark eigeschränkt, da die Firma Staufen-Pharma nicht mehr existiert.

Lymphdrainage
Eine Aktivierung der durch chronische Veränderungen stets vorhandenen pathologischen Stoffwechselprodukte ist immer positiv. Dazu haben

sich folgende Lymphsalben bewährt:
* Itresal spag Peka Salbe Pekana
* Lymphdiaral DS Salbe Pascoe

Man massiert mit sanftem Druck ein erbsgroßes Stück von der betroffenen Region ausgehend auf der Haut in Richtung des Musculus sternocleidomastoideus (Kopfdreher-Muskel) ein.

Führt man diese Eigentherapie abends vor dem Schlafengehen aus, dann ist durch die horizontale nächtliche Lage die Durchblutung, die periphere Versorgung und damit auch der Abtransport intensiver.

Vielfach bleibt die Behandlung erfolglos, besonders wenn bereits eine gangränöse Pulpa vorliegt. Als einzige Möglichkeit bleibt dann nur (leider) die Wurzelbehandlung oder aber (leider) die Extraktion.

Prophylaxe der akuten und chronischen Pulpitis
Die überwiegende Zahl der chronischen und auch akuten Pulpitiden ist iatrogen verursacht. An vorderster Stelle steht das Trauma durch unsachgemäßes Beschleifen und unzureichende Nachsorge.

Da man während der konventionellen Ausbildung nichts über diese Probleme erfährt und auch die meisten Hochschullehrer darüber nichts wissen, bleibt es ein weißer Fleck auf der dentalen Therapie-Landkarte.

Ich muß selbst zugeben, dass ich früher in dieser Richtung auch vieles unsachgemäß durchgeführt habe, da ich es nicht besser wußte. Im Grunde kann ich mich an dieser Stelle nur bei allen Patienten entschuldigen, denen ich aus Unwissen Beschwerden zugefügt habe.

Selbst auf die Gefahr hin, dass ich mich wiederhole oder Sie als ehemaligen Kursteilnehmer (falls Sie dieses Buch lesen) langweile, gebe ich mein Rezept, das ich seit dem Jahr 1982 angewandt und in sämtlichen diesbezüglichen Kursen propagiere, noch einmal an:

Benötigte Heilmittel:
* Pulpa dentis suis Injeel Heel
* Traumeel S Tabletten Heel (keine Tropfen, da sie Alkohol enthalten)
  Diese Mittel werden von Ihrer Apotheke besorgt

Aus Ihrem Fundus benötigen Sie

* Calxyl
* Physiologische Kochsalzlösung

Zerreiben Sie die Tabletten in einem Mörser oder Dappenglas, mischen Sie die Ampulle Pulpa dentis suis Injeel sowie Calxyl und physiologische Kochsalzlösung darunter, so dass ein Brei entsteht.

Tragen Sie diesen Brei direkt nach der (schonenden) Präparation auf den beschliffenen Stumpf auf, ohne vorher den Stumpf mit Kunststoff oder Abdruckmaterial zu „kontaminieren".

Lassen Sie den Brei fünf Minuten einwirken und wischen Sie ihn dann mit einem Wattebausch ab. Erst dann sollten die weiteren Maßnahmen vorgenommen werden wie zB Abdrücke, Fäden legen, Provisorien erstellen etc.

Diese Mischung muß bei jedem Patienten neu angemischt werden, da sie schnell austrocknet.

Zeitaufwand für das Mischen: ca. zwei Minuten. Eventuelle Zeitersparnis: Hoch! (die Patienten ersparen Ihnen etliche Nach-Sitzungen). Ideal ist es, wenn man diese Behandlung vor dem Einsetzen noch einmal wiederholt.

Die Zahl der zufriedenen Patienten wird sich in Ihrer Praxis erhöhen. Sie werden kaum noch Klagen nach dem (schonenden) Eingliedern von Kronen oder Brücken haben. Damit sparen Sie Ihre wertvolle Zeit für wichtige Dinge!

* Wichtiger Hinweis

Sämtliche Zähne mit einer chronischen Pulpitis bleiben immer ein Sicherheitsrisiko. Eine Kette reißt immer an der Stelle ihres schwächsten Gliedes. In abgewandelter Form gilt das auch für Zähne mit chronischer Pulpitis. Geht es einem Patienten gesundheitlich schlecht, ist das Immunsystem geschwächt oder weist ein resonanzkettenmäßig verknüpftes Organ eine Erkrankung auf, kann ein vorgeschädigter Zahn (und das ist eine chronische Pulpitis immer) akut werden bzw. gangränös zerfallen oder eine zystische Veränderung am Apex entwickeln.

Der Zahn-Schmerz

Ein Fall aus der Praxis

Frau Renate B. hat ein gutes Gebiß. Anamnestisch ist die Extraktion sämtlicher Weisheitszähne in Erfahrung zu bringen. Amalgam ist nicht vorhanden. Einige Inlays und Dreiviertelkronen. Seit vier Monaten hat sie jedoch ein Problem, das sie zunehmend „nervt". Am Zahn 37 verlor sie ein Inlay. Es wurde ein neues angefertigt und eingesetzt. Das Inlay selbst ist nicht sehr groß und erstreckt sich fast nur auf die okklusale Fläche.

Seit dem Tag des Einsetzens hat die Patientin ca. dreimal täglich heftige Schmerzen, die bis zu 45 Minuten anhalten. Kauen auf der Seite ist kaum möglich, der Kontakt mit kalten und warmen Speisen ist unerträglich. Einschleifen bringt keine Besserung.

Da auf dem Röntgenbild absolut nichts zu sehen ist, nehmen sämtliche Zahnärzte, die sie deswegen konsultiert, von jedweder Behandlung Abstand. Eine Injektion mit homöopathischen Mitteln bringt etwas Linderung.

Die Untersuchung mit dem Vegatest zeigte, auch für mich verblüffend, das „Ansprechen" folgender Testampullen: chronische Pulpitis, akute Pulpitis und gangränöse Pulpa. Der Zahn stellte aber (noch) kein Störfeld dar. Insofern deckte sich der energetische Befund mit dem subjektiven Befinden der Patientin.

Meine Therapie (versuchsweise, um den Zahn evtl. zu halten) bestand neben den Organpräparaten aus einer Mischung, die spezifisch auf den Siebener abgestimmt ist: Alumina D 12, Drosera D 10, Lachesis D 10 und Mandragora D 10 (diese Bestandteile waren in dem früheren Mittel Kairem Remediaplex 7, Kairos Remedia enthalten, das eine inhaltlich-symbolische Beziehung zu allen Siebenern hat, leider sind diese Mittel nicht mehr auf dem Markt).

Ich habe die Patientin gebeten, mir nach vier Wochen einen kurzen schriftlichen Bericht zur Lage zu senden. Die Ursache für diese Mißempfindungen ist mir allerdings nicht völlig klar.

In Frage kämen vermutungsmäßig:
* Unsachgemäße Desinfektion,
* Überschuß an Zementflüssigkeit,
* Anätzen?

Beschwerden während und nach einer Wurzelbehandlung

Die Patienten sind vielfach der Ansicht, dass ein „toter" Zahn nicht schmerzen könne.
Leider ist das ein Irrtum.
Das Problem liegt darin, dass an der Spitze (Apex) jedes Zahnes sich feine Verzweigungen befinden, die nicht immer mit den Instrumenten der Wurzelbehandlung erreicht werden können. Dort können sich weiter Bakterien befinden, die eine Entzündung hervorrufen können.
Je nach der Stärke der Infektion geht eine Wurzelbehandlung nicht immer so leicht und unkompliziert über die Bühne. Das Vordringen der Bakterien in den Bereich um den Apex kann zu einer längeren Behandlung führen. Sie als Zahnarzt merken es daran, dass die Patienten nach der gründlichen Reinigung des Wurzelkanals und dem Anlegen eines provisorischen Verschlusses Schmerzen bekommen und der Zahn wieder geöffnet werden muß.
So ein „Spielchen" kann sich über einen längeren Zeitraum hinziehen. Jedes längere Offenlassen des Kanals verstärkt aber wiederum die Infektionsgefahr, so dass ein Verschluß wiederum zu Schmerzen führen kann.
Was kann man dagegen tun?

* Überprüfen, welche Bakterienart die „Ursache" für die Entzündung ist
* Abklären, welche Organe oder sonstigen Körperbereiche, die nicht mehr gesund oder bereits krankhaft verändert sind, mit dem Problemzahnbereich korrelieren. Wie im Kapitel Resonanzketten geschildert, kann ein erkranktes Organ eine Behandlung an einem Zahn, der mit diesem Organ energetisch zusammenhängt, erschweren.
* Untersuchen, ob der Zahn okklusionsmäßig zu stark belastet wird

Möglichkeiten der Biologischen Zahnheilkunde
Homöopathie
Entzündungshemmende Präparate wie
* Belladonnna D 12
* Apis mellifica D 12
* Lachesis D 12

Diese Mittel können als Globuli / Tropfen verordnet oder direkt in die Umschlagsfalte in der Nähe des Zahnes injiziert werden.
Weitere Mittel sind:
* Apis / Belladonna cum Mercurio Globuli Wala
* Hepar sulfuris N 111 Tabletten Synergon Kattwiga
Wie eben aufgeführt, ist es hilfreich, zusätzlich Homöopathika für den betreffenden Meridian zu verabreichen.

Handelt es sich um einen vorderen Frontzahn, der resonanzkettenmäßig mit den Nieren und der Blase verbunden ist, sind Präparate wie Solidago, Berberis, Cuprum metallicum oder Juniperus ratsam.

Ein Eckzahn beispielsweise hat eine energetische Beziehung zum Gallenblasen-Meridian. Das bedeutet als Zusatztherapeutika: Chelidonium, Lycopodium oder Ferrum metallicum. Das Wissen um die Zusammenhänge und die daraus resultierenden Mittel ist von großer Bedeutung.

Organpräparate
Da es sich um einen entzündlichen Prozeß handelt, verabreicht oder injiziert man, wie bereits weiter oben geschildert, höhere Potenzen des jeweiligen Kiefers, in dem sich das Geschehen abspielt. Also
* Maxilla D 15 oder D 30 Wala im Oberkiefer
* Mandibula D 15 oder D 30 Wala im Unterkiefer

Bioresonanz-Therapie (Mora-Therapie)
Neben der Basis-Therapie und der lokalen Behandlung (Abnahme der Information durch Punkt- oder Roll-Elektroden) besteht die Möglichkeit der energetischen Behandlung des gestörten Meridians.

Die meisten Therapeuten haben sich einen eigenen Behandlungsablauf erarbeitet bzw. richten sich nach den Angaben der Handbücher und Therapieanleitungen.

Farbtherapie
Eine akute Entzündung ist die Domäne der Farbe BLAU. Zusätzlich kann im Sinne einer Stärkung des Individuums Zahn die spezifische Farbe des Einzel-Odontons appliziert werden.

Zum leichteren Verständnis ein Fall aus der Praxis:
Christina N., 28 Jahre, hatte in der Jugend eine schwere Nierenbeckenentzündung, die mit Antibiotika behandelt werden mußte. Vor dieser Erkrankung litt sie häufig an Anginen. Daher wurden unter dem Antibiotikaschutz der Nierenbehandlung noch die Mandeln entfernt.

Die Zähne 11, 21 hatten größere Füllungen und mußten wegen Schmerzen nach der Nierenerkrankung wurzelbehandelt werden.

Der Zahn 22, ebenfalls mit einer großen Füllung, „rumorte" immer wieder etwas und mußte Ende 1995 trepaniert werden. Eine Wurzelfüllung war wegen der Beschwerden nicht möglich. Kaum war der Zahn provisorisch verschlossen, mußte er sofort wieder geöffnet werden. In ihrer Not kam die Patientin zu mir.

Nach einer Testung mit dem Vegatest verordnete ich ihr damals:
* Solidago spag. Phönix für den Nieren-Blasen-Meridian, mit
  denen der Zahn 22 korreliert. 2 x täglich je 10 Tropfen
* Maxilla D 15 Wala 10 Amp, täglich eine Ampulle trinken
* Itresal spag Peka Salbe Pekana. Vom Gebiet unter Nase (regio 22) zur Seite in Richtung Hals seitlich einmassieren.
* Am Tag der Testung wurde eine Mora-Therapie durchgeführt und die ausgetesteten Mittel direkt auf das Gebiet 22 „aufgeschwungen"

Eine Woche später konnte nach Einnahme der Mittel die Wurzelbehandlung ohne Probleme durchgeführt werden.

Schmerzen am Zahnfleisch

Es ist schwer, in einer Alltagspraxis stets exakt zu differenzieren, was die tatsächliche schmerzhafte Region ist. Ist es mehr die Gingiva, also die oberflächlichen Bereiche des Zahnbettes oder das Parodont, das zusätzlich die tieferliegenden Teile der Zahn-Manschette erfaßt?

In diesem Kapitel weiche ich auch etwas von den konventionellen klinischen Einteilungen ab, da es nicht um Klassifizierungen im wissenschaftlichen Sinn geht, sondern um die Hilfe bei Schmerzen.

Ferner vermeide ich bei diesen Betrachtungen zum Thema Gingiva oder Parodont möglichst das abstoßende Wort „Zahnhalteapparat". In einer immer mehr technisierten Medizin droht sonst dieser äußerst lebendige und wichtige Teil des Zahnes oder des Odontons, um es umfassender zu formulieren, zum bloßen „Apparat" zu degenerieren, in dem man nach Belieben oder Gutdünken herumlaborieren kann.

Medizin-Motto: Es ist ja nur ein Apparat! Das gleiche gilt für den „Bewegungs-Apparat" und den „Verdauungs-Apparat". Wer weiß, wann die Neurologen sich des „Denk-Apparates" bemächtigen!

Stoßen Sie sich daher bitte nicht an dem oft angewandten und zuerst etwas altmodisch klingenden Wort „Zahnbett". Wenn Sie darüber einmal in Ruhe nachdenken, so werden Sie einsehen, dass er tatsächlich viel treffender und aussagefähiger ist als so ein Apparat. Denn in diesem *Bett* ruht letztendlich das Organ Zahn.

Um es noch einmal zu definieren: Dieses Kapitel hat nichts gemein mit irgendeiner systematischen Parodontal-Behandlung oder einer Behandlung mit Membranen etc. Es geht nur um die Hilfe bei Schmerzen! Umgekehrt aber können die Angaben verwendet werden, wenn es bei einer derartigen Parodontal-Behandlung zu Schmerzen kommt.

Beginnen wir mit der Gingiva - dem Zahnfleisch per se. Die erste Frage wird sein: Lokal oder generalisiert?

Schmerzen müssen eine Ursache haben! Es liegt auf der Hand, dass eine generalisiert schmerzende Gingiva gänzlich andere Ursachen aufweisen muß nur als ein lokales Phänomen:

Lokales Phänomen

* Bakterielle Infektion durch Plaque
* Subgingivale Konkrement
* Impaktierte Speisereste
* Mykotische Infektion (Soor)
* Reaktion auf ein zahnärztliches Material wie Amalgam oder Palladium
* Abstehender Füllungs- oder Kronenrand

Generalisierte Erscheinung

* Speichel-Acidose

* Vitamin- und Mineralmangel
* Allgemeinerkrankungen
* Herpes-Infektionen
* Orale bzw. generalisierte Mykose

Natürlich gibt es Überlagerungen mit dem eigentlichen Zahnbett, dem Parodont. Bei Schmerzen aus diesem Bereich muß abgeklärt werden (auch wenn es banal-selbstverständlich klingt: eine Röntgenaufnahme ist dabei unerläßlich):

* Okklusales Trauma
* Taschenbildung / Knochentasche
* Konkremente
* Abstehende Füllungs- oder Kronenränder
* Weitere Faktoren siehe oben

Ein Wort noch zu den Knochentaschen (vertikaler Knochenabbau), wenn sie nur als singuläres lokales Phänomen auftauchen. Wenn alle oben angegebenen Faktoren auszuschließen sind, muß an die resonanzkettenmäßige Korrelation gedacht werden. Eine lokale Tasche an einem der unteren Sechser hat immer einen Bezug zum Thema Dickdarm. Es kommen in Frage: Obstipation, Darmdysbiose oder gar die den Autoaggressionserkrankungen zuzurechnenden Colitis ulcerosa oder Morbus Crohn.

Eine generelle Parodontitis / Parodontose bzw. ein generalisierter Knochenabbau hat neben den immer vorhandenen lokalen Faktoren stets komplexere Ursachen.

Um nur einige zu nennen:
 * Calcium-Mangel (Mineral-Mangel) durch Fehlernährung (u.a. zuviel Süßigkeiten, zuviel Eiweiß). Man kann die Parodontose durchaus als die dentale Form der Osteoporose bezeichnen
 * Darmdysbiose
In allen Fällen ist dieser an vielen Zähnen vorkommende Rückgang keine kurzzeitige Folge, sondern grundsätzlich das Ende einer längeren

Entwicklung über Jahre oder Jahrzehnte. Wenn das Thema „Darmdysbiose" erwähnt wird, dann sollte man sich immer vor Augen halten: Der Mund einschließlich der Zunge sind ein Vor-Posten vom Darm, d.h. Phänomene aus dem Darm können sich durchaus auch im Mund als Indikator zeigen. Man achte daher auch auf Zungenbelag!

Nun einiges zur Therapie, wobei wegen der Komplexizität nur globale Angaben gemacht werden können.

Bei Gingivitiden:
* Vorsichtige Reinigung und, falls erforderlich, Plaque-Entfernung
* Spülungen mit folgenden Mitteln:
* Calendula Essenz Weleda oder Wala
* Vulpur spag. Peka N Pekana
* Repha-Os Mundspray Repha
* Teebaum-Öl. Der Geschmack ist gewöhnungsbedürftig, es hat aber eine gute antibakterielle und auch antimykotische Wirkung
* Eine weitere Möglichkeit ist das Spülen mit Luvos Heilerde fein: Ein Messlöffel in etwas warmes Wasser und damit gründlich spülen. Es saugt auch viele Toxine auf.

* Bei sämtlichen Spülungen: ca. 10 Tropfen auf etwas warmes Wasser
* Haut-Öl Nestmann. Einen Teelöffel des Öls in den Mund nehmen, ca. 15 Minuten im Mund hin- und her bewegen (Öl-Ziehen), dann ausspülen (trotz des Namens Hautöl – das Öl bewährt sich auch im Mund durch die anderen Bestandteile wie Ringelblume etc)
* Ferner: Healthy Mouth der Fa. Dr. Niedermaier (Ein deutscher Name wäre etwas einfacher!)

Mit diesen Mitteln erreicht man relativ schnell wieder eine Normalisierung des Zustandes.

Im Fall von schmerzhaften Parodontitiden ist die Curettage meist unerlässlich, um die verursachenden Reizfaktoren wie Konkremente oder Bakterien aus der Tasche zu entfernen. Im übrigen gelten die oben erwähnten Hinweise.

Eine weitere Unterstützung ist mit folgender Einnahme möglich

Homöopathie
* Biochemie Nestmann Nr. 4 D 6 Kalium chloratum (Schüssler-Salz)
* Acidum nitricum N Synergon Kattwiga Tropfen
* Borax N 44 Synergon Kattwiga Tropfen. Bewährt, wenn zusätzlich Aphthen im Mund vorkommen
* Spenglersan Kolloid G Spenglersan Meckel. Die entzündeten Stellen mehrmals täglich mit 1 – 2 Sprühstößen besprühen.
* Polysan G Sanum. Mit 1 Tropfen die entzündeten Partien einreiben

Organpräparate
* Gingiva D 15 Wala Ampullen, injizieren oder trinken / einspeicheln
* Periodontium D 15 Wala Ampullen, in die Nähe der Entzündung injizieren oder trinken lassen. Längere Zeit im Mund bewegen.
* Peridontium / Silicea comp Wala Ampullen. Ein hervorragendes Mittel zur Unterstützung bei sämtlichen Eingriffen am Parodont. Neben Gingiva D 16, Periodontium D 16 enthält es zusätzlich Maxilla D 16, Quarz D 21, Belladonna D 14 und Argentum nitricum D 20. Bei Schmerzen direkt neben die infizierte Stelle bzw. als Prophylaxe bei sämtlichen operativen Interventionen einsetzen.

Schmerzen am Kieferknochen

Bei diesem Kapitel handelt es sich wieder um ein recht umfassendes Gebiet. Am Anfang steht wie immer die diagnostische bzw. differentialdiagnostische Frage: Wo kommen die Schmerzen her?

Ist es ein Zahn, ist es das Parodont oder liegt die Ursache für die Schmerzen im Kiefer selbst? Die letzte Aussage kommt meist dann in Betracht, wenn es sich um einen Leerkiefer, also einen zahnloser Bereich, handelt.

Da wir den Zahn, die Pulpa und das Parodont bereits abgehandelt haben, wollen wir uns jetzt in diesem Kapitel weitestgehend mit den Beschwerden der Leerareale befassen. Denn gerade da, wo sich kein Zahn mehr befindet, wird allzuschnell die (Fehl)Diagnose Trigeminus-Neuralgie ausgesprochen und der Patient „aus diagnostischer Verlegenheit" mit nebenwirkungsbefrachteten Allopathika behandelt.

Das Schmerzspektrum reicht von „leise, ständig im Untergrund vorhanden" bis derart schmerzhaft, dass die Lebensqualität, was auch immer das sein mag, erheblich darunter leidet.

Meine erste Frage an einen Patienten mit derartigen Symptomen ist immer: Können Sie sich daran erinnern, ob in dem Bereich der Schmerzen irgendwann einmal ein Zahn gezogen wurde, dessen Heilung Schwierigkeiten bereitete oder die Heilung sich über einen längeren Zeitraum hinzog?. Oft vergessen oder verdrängen die Patienten derartige Erlebnisse. So folgt dann fast immer meine zweite Frage: Mußten Sie nach einer Zahnextraktion oder einer Operation häufig zur Nachbehandlung zum Zahnarzt, wobei dieser die Wunde nachbehandeln mußte und eine Art Tamponade in die Wunde einlegte?

Wenn auch diese Frage vom Patienten nicht präzise beantwortet werden kann, führt kein Weg am Einblick auf das Röntgenbild vorbei bzw. muß das Zahngebiet mit energetischen Testmethoden (Elektroakupunktur, Vegatest) untersucht werden.

Sehr oft sieht man in dem betreffenden Gebiet einen Zahnschatten, der das frühere intraossale Gebiet des extrahierten Zahnes wie einen dunklen Schatten zeigt.

In der komplementären Zahnmedizin sprechen wir dann von einer „Restostitis". Zugegeben, das Wort ist nicht gerade glücklich gewählt, es hat sich aber in den einschlägigen Kreisen eingebürgert.

Treffendere Formulierungen wären: Chronische Kieferostitis, chronisch-bakterielle Kieferostitis oder chronische Kieferosteomyelitis. Diese Diagnosen sind auch für die Kostenträger besser nachvollziehbar als das Wort Restostitis.

Bei diesem Gebiet handelt es sich um ein unvollständig ausgeheiltes Kieferknochenareal.

Das bedeutet:

Der Körper hat aus irgendwelchen Gründen, über die im Anschluß noch zu sprechen sein wird, die vollständige Ossifikation der Extraktionswunde abgebrochen und diese Stelle mit einem Granulationsgewebe als Ersatz ausgefüllt. Darin sind in der Regel Bakterien angesiedelt.

Der Organismus setzt sich aber ständig mit der von ihm als störend empfundenen Stelle auseinander, eine Tätigkeit, die Energie und Kraft in unnötige Bahnen lenkt. In der Biologischen Medizin sprechen wir daher von einem Herd, einem Focus oder Störfeld. Jeder Operateur, der diese Bereiche angegangen ist, weiß um die Minderwertigkeit dieses Gewebes, das im Gegensatz zum umgebenden Knochen weich ist. Man fällt mit dem Bohrer oder der Fräse regelrecht hinein, wie in eine Kaverne.

Ergänzend muß zur Röntgendiagnostik noch gesagt werden: Nicht immer ist diese „Restostitis" auf einer Aufnahme zu sehen. Ein amerikanischer Zahnarzt hat einmal Versuche am isolierten Hundeknochen unternommen. Er stellt fest, daß ein solcher Defekt erst dann auf der Röntgenaufnahme sichtbar war, wenn mindestens 50 Prozent der Knochendichte betroffen und aufgelöst waren.

Zur weiteren Betrachtung, denn dieses Buch hat das Thema Schmerz zum Inhalt, sind zwei Erkenntnisse wichtig:

* Je mehr und je öfter an einer Kieferregion herummanipuliert wurde (das soll jetzt nicht negativ verstanden werden, denn manipulieren heißt nichts anderes als geschicktes Bearbeiten), desto schlechter sind die Heilungsaussichten und desto größer ist die Gefahr von Folgeschmerzen.

* In der Regel findet man im Unterkiefer, besonders in den Regionen der Sechser und der Weisheitszähne die meisten Störfelder

* Besonders gefährdet sind Zahngebiete, die direkt neben großen Amalgamfüllungen liegen. Das Amalgam hat eine negative Wirkung auf die physiologische Heilung.

Weitere Heilungsstörungen sind im Kapitel über die Nachbeschwerden nach Extraktionen und Operationen nachzulesen. Nach diesen relativ kurzen und konzentrierten Vorbetrachtungen können wir konstatieren:

* Eine chronische Kieferostitis ist wie alle gestörten Körperareale ein
   Locus minoris resistentiae

Kommen zu dem geschilderten Prozeß weitere Belastungen hinzu wie beispielsweise:
   * Schwächen auf der betreffenden Resonanzkette
   * Häufige Infektionen
   * Ein geschwächtes Immunsystem
   * Mineral- und Vitaminmangel

so besteht die Gefahr der Infektion der chronischen Kieferostitis mit entsprechenden Schmerzen. Dieser Effekt kann sofort nach der Extraktion / Operation auftreten bzw. erst zu einem späteren Zeitpunkt in die subjektiv empfundene Erscheinung treten.

Ist man geneigt, bei einem kurzen zeitlichen Abstand nach einem Eingriff den Beschwerden des Patienten erst einmal eine geringe Bedeutung beizumessen (Motto: Es dauert eben ein wenig; oder: Sie müssen etwas Geduld haben), so muß man bei längerem Anhalten oder späteren Auftreten den Erscheinungen das entsprechende Gewicht beimessen.

Damit steht auch die Frage der Therapie im Raum. Soll man palliativ schmerzlindernd tätig werden oder ist ein erneuter Eingriff unumgänglich?

Oder steht man einem Hypochonder gegenüber, der auf diese Weise Zuwendung von der Umwelt fordert bzw. mit diesen Symptomen eine Art Entschuldigung für reduzierte Leistung erheischt?

Eine schwierige Frage, die man von Patient zu Patient unterschiedlich bewerten muß. Ich tendiere mehr dazu, dem Patienten erst einmal aus der Schmerzphase heraus so gut es geht in einen angenehmeren Zustand zu verhelfen, bis die Schmerzen ihre lähmende oder beeinträchtigende Dominanz verlieren.

Das bedeutet:

Sämtliche angegebenen Mittel und Methoden dienen der Behandlung des Schmerzes und sind keine „Kausal-Therapie"!

Welche Möglichkeiten stehen uns dafür zur Verfügung? Ich gehe dabei von einer pragmatischen Denkweise aus. Nicht jeder Kollege hat die Zeit in seiner Praxis, in umfangreichen Repertorien zu suchen, wenn ein Patient vor ihm sitzt, bei dem eine schnelle Entscheidung getroffen werden muß. Zudem handelt es sich um Mittel, die sich in meiner Praxis bewährt haben.

Homöopathie
* Belladonna D 10 oder D 12. Drei- bis fünfmal täglich 10 Tropfen oder Globuli. Belladonna weist als Charakteristikum den starken Durst auf, den die Patienten häufig in der Schmerzphase haben können.
* Aconitum D 10 oder D 12. Drei- bis fünfmal täglich 10 Tropfen oder Globuli. Dieses Mittel ist besonders dann indiziert, wenn sich die

Schmerzen bei Kälte oder kaltem Wind verschlimmern. Es ist das typische „Zahn schmerzbild" aus der Literatur oder Karikatur: Der Patient mit dem Tuch um den Kopf, der Knoten oben drauf.
* Hypericum D 10. Mehrmals täglich 10 Tropfen oder Globuli. Hypericum zielt lindernd auf sämtliche Schmerzphänomene und zeigt zugleich eine ausgleichende Wirkung auf das Gemüt, besonders bei Depressionen und seelischen Tiefs.
* Belladonna Homaccord Heel. Ampullen oder Tropfen. In diesem Mittel liegen Potenzakkorde von Belladonna und Echinacea vor. Als Therapie zu Hause: Zwei- oder dreimal täglich 10 Tropfen oder in der Praxis eine Injektion direkt neben das Schmerzgebiet.
* Infi-Lachesis-Injektion N Infirmarius-Rovit. Anwendung wie eben.
Kontraindikation: Autoimmunerkrankungen, MS.

Weiterhin verweise ich auf die anderen, weiter oben angezeigten Mittel gegen Entzündungen und Schmerzen.

Organpräparate

Zur nochmaligen Verdeutlichung: Je stärker der Schmerz, desto höher die notwendige Potenzierung. Das bedeutet
* Maxilla D 15 oder D 30 im Oberkiefer
* Mandibula D 15 oder D 30 im Unterkiefer

Bei weiteren Mitteln ist die Diagnose wichtig. So ist eine Injektion des Organpräparates Nervus trigeminus nur dann wirklich indiziert, wenn der Nerv beispielsweise bei einer Operation im Unterkiefer verletzt wurde oder eine echte Trigeminus-Neuralgie vorliegt. Besteht die Gefahr, dass man bei einem operativen Eingriff den Nerv tangieren könnte, ist aus schmerzprophylaktischem Grund die operative Begleittherapie mit dem Organpräparat Nervus trigeminus D 12 Wala durchzuführen.

Nosoden

Für die schmerzhafte Phase stellen die Nosoden eine durchaus wertvolle Hilfe dar. Zum Einsatz kommen zwei verschiedene Arten von Nosoden:
* Nosoden, die aus den Erregern per se gewonnen wurden
* Nosoden, die aus dem betreffenden pathologisch veränderten Gewebe hergestellt worden sind

Der Zahn-Schmerz

Beide Nosoden-Formen dienen ausschließlich der Schmerztherapie und haben mit einer echten Heilung nichts zu tun. Sie sind also eine Art Vorbereitung für eine weitere Behandlung gleich welcher Art.

Zur ersten Rubrik gehören bei schmerzhaften Problemen (es empfiehlt sich, diese Nosoden vor der Verordnung zu testen!)
* Staphylococcus-Injeel Heel. Diese sind bei besonders schmerzhaften Fällen indiziert. Entweder injizieren oder trinken lassen.
* Streptococcus haemolyticus Injeel Heel
  Die subjektiven Beschwerden sind nicht ganz so heftig wie bei der eben erwähnten Nosode. Verabreichung wie eben.

Nosoden aus entzündlichen Gewebe der Firma Staufen-Pharma gibt es nicht mehr. Zur Zeit ist nur erhältlich:
* Kieferostitis Nosode-Injeel Heel
* Sinusitis Nosode Injeel Heel

Die letzte Nosode ist, wie der Name schon sagt, besonders dann indiziert, wenn es sich um Kieferprozesse am Boden der Kieferhöhle handelt, beispielsweise nach der Eröffnung der Kieferhöhle nach der Extraktion / Operation im Bereich der Oberkiefermolaren.

Lymphdrainage

Der Abtransport der Toxine ist immer eine wichtige Maßnahme bei sämtlichen Entzündungen. Daher kann auch hier wieder diese persönliche Mithilfe nur von Nutzen sein.
•

Bioresonanz-Therapie / Mora-Therapie

Für den Leser, der nur die für ihn in Frage kommenden Kapitel liest, sei es an dieser Stelle noch einmal wiederholt:
* Die Basis-Therapie ist eine Art Grundumstimmung des Patienten und macht ihn für die Folgetherapie offener und aufnahmebereiter
* Zusätzlich ist immer die schmerzhafte Region zu therapieren. Im Grunde wirken die von einer pathologischen Region abgegriffenen Informationen, die anschließend vom Gerät invertiert, also phasenversetzt werden, wie Nosoden. Eine auf homöopathischem Weg hergestellte Nosode hat einen ähnlichen Charakter, ist aber nicht identisch. Das Wirkungsprinzip ist nur ähnlich. Die Wahl der in Frage kommenden Elektroden liegt

im Ermessen des Therapeuten. Empfehlenswert sind jedoch Elektroden oder Applikatoren, die auch eine gezielte und direkte Erfassung der Informationen der gestörten oder schmerzhaften Region ermöglichen.

Ein Tipp wäre dazu noch wichtig:
Die Invertierung bei akuten Schmerzen sollte keinesfalls hoch verstärkt werden. Ideal sind daher Geräte, die die Möglichkeit der Abschwächung bieten. Sie wirken dann in der Tat als sanfte Therapie. Wählt man die Verstärkungen zu hoch, erzeugt man unter Umständen andere oder verzerrte Krankheitsbilder.

Bei sämtlichen Schmerzbehandlungen stelle ich in meiner Praxis (ich wende ein Mora IV Gerät an) immer bei der Verstärkung Di (D quer) und Ai (A quer) Werte unter 1 ein, also Abschwächungen.

Es ist immer wieder, auch für die Patienten verblüffend, wenn der Schmerz manchmal in einer Sitzung verschwindet. Leider, damit keine falschen Illusionen aufkommen, tritt dieses Aha-Erlebnis nicht jedesmal ein. Und es gibt auch keine Garantie, dass der Schmerz dann für immer verschwindet.

Aber eine zeitliche Erleichterung ist auch schon ein Erfolg.

Auch für die Bioresonanz-Therapie gilt: Je länger die Schmerzen bestehen, desto langwieriger die Behandlung.

* Als dritte Therapie-Möglichkeit ergibt sich noch die Behandlung des energetisch zugehörigen Organs über Akupunktur-Punkte, Reflex-Zonen oder eine Tiefentherapie mit Magnetsonden.

* Eine weitere Domäne dieser Art von Behandlung stellt die Übertragung der ausgetesteten Mittel auf die schmerzhafte Region dar. Die Nomenklatur dieser Möglichkeit ist für den Anfänger etwas ungewohnt. Man spricht von „Aufschwingen", „Aufmodulieren" oder „Beaufschlagen".

Das Procedere ist immer gleich: Die Heilmittel werden in eine Becher-Elektrode gestellt und mittels Gerät und Kabel verstärkt oder abgeschwächt übertragen. Wie überhaupt beim Einsatz von Nosoden kann man die Organpräparate zugleich mit den Nosoden übertragen.

Farbtherapie

Die Farbe BLAU ist die geeignete Farbe.

Für die direkte Applikation im Mund sind die Elektroden ausgezeichnet, die auch für Bioresonanz-Therapie verfügbar sind.

Je nach Stärkegrad der Beschwerden käme noch die Eigenfarbe des jeweiligen Odontons in Betracht, die im Kapitel Farben aufgelistet sind. Wenn möglich arbeite ich mit zwei Elektroden im Ausgang, also zur Applikation: Eine von buccal / labial und die zweite von palatinal / lingual. Um zusätzlich den bewährten Therapie-Pausen-Zyklus (oder auch Puls-Pause genannt) des Mora-Gerätes nutzen zu können, kann man das Moracolor mit dem Eingang des Mora-Gerätes verbinden (Einstellung A, d.h. die Information wird nicht invertiert) und die Therapie-Elektroden am Ausgang des Mora-Gerätes anzubringen.

Ein Fall aus der Praxis:
Frau Gerlinde S., 45 Jahre alt, ist ein besonders tragischer Fall. Im Jahr 1983 werden ihr, da sie einen leichten Druck im Oberkiefer links verspürt, die beiden Zähne 28 und 38 in einer Universitätsklinik entfernt. Die Wundheilung gestaltet sich als sehr zögerlich. Danach stellen sich zunehmende Schmerzen linksseitig ein. Daraufhin wird im folgenden Jahr eine Kieferhöhlen-Operation in der HNO (Uniklinik) durchgeführt.

Da die Schmerzen nicht besser werden, wird vom behandelnden Zahnarzt noch der Zahn 25 gezogen, obwohl laut Aussagen der Patientin kariesfrei. Die Schmerzen werden immer stärker. Behandlungen in diversen Schmerzkliniken: Ohne Erfolg. Einzig einer Heilpraktikerin gelingt es, durch eine neuraltherapeutische Injektion eine Schmerzfreiheit von zwei Stunden zu erreichen. Im Jahr 1995 versucht noch ein Kieferorthopäde aus mir einfach unverständlichen Gründen mit einer orthodontischen Behandlung in dieses schmerzgeplagte Umfeld hinein zu intervenieren. Die festsitzenden Apparaturen mußten wegen Schmerzen schnell wieder herausgenommen werden. Anfang 1998 wurden in diesem schmerzgepeinigten Gebiet in einer HNO-Abteilung noch einmal operiert und zwei Schrauben und ein Metallsieb implantiert.

Die Schmerzen sind inzwischen sehr stark geworden. Die Patientin gibt folgende Qualität an: Bohrend, klopfend, zur Schläfe hin ausstrahlend und zum Scheitel. Die Schmerzen werden im Liegen stärker, so dass der Schlaf stark gestört ist.

Allgemein sprachen an: Bakterielle und mykotische Belastung, reduzierte Immunlage Stärke 7 (Skala 0 - 10) und Hinweis auf physio-psychische Erschöpfung.

In den Gebieten 25, 27, 28 und 38 lagen starke chronische Ostitiden vor, die Zähne 26 und 36 zeigten im Elektroakupunktur-Test eine ausgeprägte chronische Pulpitis. Auf meiner Skala von 0 - 10 (0 = nichts, 10 = extrem hoch) lag die Patientin mit ihrer Zahn-Kiefer-Störfeld-Belastung bei Stärke 8.

Ein schwieriger Fall! So dienten all meine Bemühungen erst einmal der Reduzierung der Schmerzen. Nach so langer „Anlaufzeit" ist dies jedoch alles andere als leicht. So sagte ich der Patientin: Wenn es uns zusammen gelingt, mit den ausgetesteten naturheilkundlichen und homöopathischen Mitteln die Schmerzen innerhalb von drei Monaten um 20 Prozent zu reduzieren, wäre ich froh. Bei dem schlechten Zustand kommen weitere operative Eingriffe zum jetzigen Zeitpunkt überhaupt nicht in Frage.

Der schmerzhafte Durchbruch von Zähnen

In den allermeisten Fällen dürfte es sich hierbei um den Durchbruch der unteren Weisheitszähne handeln, die im Bogen der Zähne keinen rechten Platz mehr finden. Jede Nische oder Kapuze ist naturgemäß als Schlupfwinkel für Bakterien besonders geeignet.

Die folgende Trias ist die meist vorzufindende Begleiterscheinung
* Schmerzen in dem Durchbruchsbereich
* Entzündung im Durchbruchsbereich
* Kieferklemme (nicht immer vorhanden)

Der zusätzliche Foetor ex ore ist eine Folge der unzureichenden Reinigungsmöglichkeiten. Je nach Stärke der Entzündung und Zustand des Patienten muß die Gabe von Antibiotika in einem solchen Fall erwogen werden, ist aber nicht zwingend.

Als orale Entzündungshemmer in Form von Spüllösungen sind zu empfehlen:
* Teebaumöl. Ca 10 Tropfen auf ein halbes Glas warmes Wasser, oftmals am Tag

Die Kieferklemme verhindert die wahrscheinlich notwendige Extraktion.

Der Zahn-Schmerz

Um die Entzündung zu reduzieren und den Prozeß einzuschmelzen, ist Hepar sulfuris als Einzelmittel oder besser als Komplexmittel das geeignete Mittel.

Folgende Präparate bieten sich an:
* Hepar sulfuris N 111 Synergon Kattwiga. Es enthält u.a. Cinnabaris D 8, Echinacea D 2, Hepar sulfuris D 12, Pyrogenium Nosode D 15, Silicea D 6. Gabe: Dreimal - viermal täglich 1 - 2 Tabletten im akuten Fall.
* Hepar sulfur. F Kplx Tabletten Nestmann. Es enthält: Hepar sulf. D 4, Calc. fluorat. D 3, Calc. Carb. Dr, Manganum aceticum D 4, Silicea D 3, Asa foetida D 3. Gabe: Dreimal - viermal täglich 1 - 2 Tabletten im akuten Fall.

Zusätzlich wird man bei einer Kieferklemme mit mechanischen Spatel-Dehnungs-Übungen die Öffnung zu verbessern suchen.

Der erste Zahnschmerz des Menschen - die erste Zahnung

Wer als Eltern kennt es nicht, diese unruhige Begegnung ihres Kindes oder ihrer Kinder mit dem Durchbruch eines Zahnes im Alter von 5 - 7 Monaten. Das Kind schreit und ist unruhig, es hat Fieber, der Kopf ist heiß und es drückt mit dem Finger oder einem Beißring auf die schmerzende Stelle im Mund. Da sich das Kind nur auf seine Weise artikulieren kann, ist der Behandler auf die Angaben der Eltern bzw. meist der Mutter angewiesen.

Folgende Mittel aus der homöopathischen „Hausapotheke" haben sich hier bewährt. Gerade bei Kindern wirken die Homöopathika recht gut.
* Belladonna D 6 oder D 10 als Globuli.

Dieses Mittel hilft dann besonders gut, wenn das Kind Fieber hat, das Gesicht heiß ist und das Zahnfleisch um den durchbrechenden Zahn rot und entzündet ist. Die Potenzierung D 6 kann man stündlich geben, die D 10 ca. dreimal täglich. Beim Abklingen des Fiebers reduziert man die Dosis.
* Chamomilla D 6 oder D 10 als Globuli.

Das Kind ist ausgesprochen unruhig, schläft keine Nacht durch und die

Eltern kommen kaum zur Ruhe. In diesem Fall kommt noch hinzu, dass das Kind unbedingt herumgetragen werden will und sich dann beruhigt.
* Ferrum phosphoricum D 10 oder D12 Globuli.
Allein oder zusätzlich zu Belladonna, wenn die fiebrige Entzündung sehr stark ist.
Neben diesen Einzelmitteln haben sich Komplexmittel bewährt. Eines der bewährtesten ist:
* Difoss spag Peka N Globuli Pekana. Es enthält Boldo D 6, Calcium carb. D 10, Calcium fluoratum D10, Cuprum aceticum D 6, Magnesium carb. D 10 und Chamomilla D 8

Sollte das Fieber stark sein und das Kind keine Globuli wollen, so helfen auch Zäpfchen:
* Viburcol N Suppositorien (Zäpchen) Heel. Darin enthalten: Chamomilla D 1, Belladonna D 2, Plantago major D 3, Pulsatilla D 2, Calium carb. D 8

Der avitale Zahn als Auslöser von Schmerzen und Beschwerden

Wenn es eine Aussage gibt, die ich in meiner Praxis schon unglaublich oft gehört habe, dann ist es die: Der Zahn ist doch tot, der Nerv ist doch draußen, wieso kann der überhaupt noch weh tun? Meistens kommt dann noch der Zusatz: Mein Zahnarzt hat gesagt, der dürfte eigentlich nicht mehr schmerzen.

Und doch tut er es!

Bei dieser Fragestellung stellt wieder die Kenntnis der Resonanzketten eine wesentliche Hilfe dar.

Jede Kette ist, wie schon einmal gesagt, so stark wie ihr schwächstes Glied. Daher stellt sich die Frage: Wenn dieser Zahn lange Zeit „ruhig" war, warum „meldet" er sich jetzt. Es muß also etwas mit einem anderen Organ oder anderen Organen der gleichen Resonanzkette oder dem Allgemeinzustand zu tun haben.

Mit der Elektroakupunktur, speziell dem Vegatest sind diese Fragen relativ schnell zu beantworten. Zusätzlich wird man das Ganze anamnestisch hinterfragen.

Eine Wurzelspitzenresektion -Lösung für Problemfälle ?

Bei vielen Patienten mit Schmerzen, die in meine Praxis kommen, zieht sich die folgende Behandlung wie ein stereotyper roter Faden durch die Vorgeschichte:
* Schmerzen an einem Zahn
* Diverse palliative Behandlungsversuche, als das nichts hilft >>
* Wurzelbehandlung, aber >>
* Der Zahn gibt keine Ruhe, die Schmerzen bestehen weiter.

Daher erfolgt
* Eine Wurzelspitzenresektion, teilweise sogar an den oberen und unteren Molaren.

Aber:
* Der Zahn schmerzt nach wie vor. Unter der Voraussetzung, dass keiner der Nachbarzähne der „Schuldige" ist, wird der Zahn schlußendlich gezogen.
* Die Wundheilung erweist sich oft als schwierig, besonders im Bereich der oberen und unteren Molaren und
* Die Schmerzen in diesem Zahngebiet bestehen weiter.

Jetzt ist eine weitere Behandlung nicht einfach. Denn:
* Es ist wenig zweckmäßig, schon wieder in das malträtierte Gebiet operativ einzugreifen
* Die Gefahr einer erneuten Wundheilungsstörung ist nach meinen Erfahrungen sehr hoch
* Zudem ist der Patient alles andere als erneut für eine Operation motivierbar

Welche Auswege gibt es aus dem Dilemma?

Für mich stellen sich in einer derartigen vertrackten Situation folgende, wie mir scheint außerordentlich wichtige Fragen:

1. Wie steht es um das Immunsystem des Patienten?
2. Welche Organe haben einen resonanzkettenmäßigen Bezug zu dem Wundgebiet?
3. Liegt eine Speichel-Acidose vor?
4. Ist der Patient Raucher / Raucherin?

5. Liegen eventuell große Amalgam-Füllungen direkt neben dem Wundgebiet?

Stellt es sich im Rahmen der Untersuchung heraus, dass nur einer dieser Punkte in Frage kommt, dann ist eine sofortige Nachoperation in keinem Fall empfehlenswert!

Als nächstes anzuvisierendes Ziel steht vorerst der Versuch der Besserung der Schmerzen und der Gesamtsituation im Vordergrund.

Zu Punkt 1:
Für den Zahnarzt erscheint es wichtig, eine Kooperation mit einem Arzt zu suchen, der eine immunstärkende Behandlung mit dem Patienten durchführen kann.

Zu Punkt 2:
Werden die betroffenen, energetisch geschwächten Organe bei einer zahnärztlich-chirurgischen Maßnahme nicht mit in das Therapiekonzept einbezogen, ist der Mißerfolg wahrscheinlich.

Zu Punkt 3:
Ein Speichel-pH-Wert unter sechs ist ein ernst zu nehmender Hinweis auf ein entgleistes Stoffwechselsystem. Zudem besteht der Verdacht auf Zucker- und Süßigkeiten-Abusus mit entsprechenden Folgen.

Ein Speichel-pH-Wert unter 5,5 ist ein gesundheitliches Alarmsignal!
Da das Thema der Acidose bereits ausführlich abgehandelt wurde, bitte ich Sie, in dem diesbezüglichen Kapitel nachzuschauen.

Zu Punkt 4:
Raucher bzw. in der Überzahl Raucherinnen stellen (leider) einen Großteil meiner Problempatienten dar. Ich bin mir dessen bewußt, dass eine Sucht nicht so leicht in den Griff zu bekommen ist, besonders dann, wenn auch der Ehepartner noch raucht. Doch auf der anderen Seite steht die Frage der (schlechten) Prognose und der eigenen Glaubwürdigkeit. Niemand hat gern Mißerfolge. Und wer steht gern als „Schuldiger" (wenn auch zu Unrecht, dar.

Manchmal ist es besser, von einer riskanten Behandlung bei solchen Patienten (und Patientinnen!) Abstand zu nehmen.

Im Vegatest-Verfahren gibt es eine Testampulle für schlechte periphere Durchblutung. Wenn diese bei einem Patienten „anspricht", ist im Grunde der Mißerfolg einer operativen Therapie sehr wahrscheinlich.

Auch wenn es irgendwie unärztlich klingt: Manche Menschen brauchen offensichtlich erst einen hohen Leidensdruck, um zur Einsicht zu kommen, dass in letzter Konsequenz niemand außer ihnen selbst für dieses Lebensgefährt namens Körper verantwortlich ist.

Zu Punkt 5:

Es dürfte verständlich sein, dass ein derart unbiologisches Material wie Amalgam mit seinen toxischen Komponenten in der unmittelbaren Nähe eines Gebietes, das mit seiner eigenen Regeneration zu „kämpfen" hat, nicht biologisch milieu-verbessernd wirken kann. Daher sollte man immer in der Nähe operativer Eingriffe, falls sie nicht akut sind, vorher das Amalgam entfernen.

Die Aufgabe des Zahnarztes, der wegen eines derartigen Problems konsultiert wird, ist aber Hilfe, um den Schmerzzustand zu bessern.

Leider ist das nicht immer leicht. Und zweitens benötigt diese Behandlung fast immer längere Zeit. Bei sämtlichen Maßnahmen sollte man aber die oben erwähnten fünf Punkte immer im therapeutischen Gesichtsfeld behalten.

Nach meiner Ansicht sind die meisten Wurzelspitzenresektionen ohnehin nur eine unnötige Quälerei, auf jeden Fall im Seitenzahngebiet, denn die meisten müssen später sowieso extrahiert werden. Da dies in der Regel auch operativ geschieht, mutet man dem Patienten zwei unnötige Operationen zu.

Und: Die Wunden nach einer Extraktion nach Wurzelspitzenresektion heilen schlechter als normale Extraktionen. Die Folge ist in der Regel eine Restostitis.

Beschwerden nach der Extraktion eines Zahnes bzw. nach einem operativen Eingriff

Die Vorgeschichte ist jedem Zahnarzt bekannt: Bei einem Patienten wird ein Zahn gezogen, vielfach mit operativer Aufklappung. Zwei Tage später erscheint der Patient mit starken Schmerzen. Die intraorale Inspektion zeigt in der Regel:

* ein zerfallendes Blutkoagulum
* einen foetide riechenden Inhalt

* eine Rötung um die Wunde herum
* oder gar eine völlig leere Alveole, wenn der Patient noch später kommt (Fachbezeichnung: dry socket)

Wichtig wäre unbedingt auch die Abklärung einer oralen Mykose. Pilze finden dort optimale Wachstumsbedingungen, wo es warm und feucht ist. Ein Wundkoagulum erfüllt diese Bedingungen in hervorragender Weise. Die Pilze wandern ein und stören den physiologischen Heilungsverlauf.

Neben einer schonenden Säuberung der Wunde kann und sollte man unbedingt mit biologischen Mitteln tamponademäßig und homöopathisch unterstützend tätig werden.

Die normalen Tamponade-Mittel wie ChKM oder ähnliche sind alles andere als biologisch, ja sie sind sogar im höchsten Grad schädlich. Nach meinen Erfahrungen mündet diese Art von Wundtraktierung immer in eine Restostitis.

Zudem erzeugen diese Mittel den unangenehmen Geruch einer Zahnarzt-Praxis.

Procedere im biologischen Sinn
* Vorsichtiges Reinigen mit Wasserstoffsuperoxyd oder
* Reinigen mit verdünnter Calendula-Essenz von Wala oder Weleda
* In der ersten Woche ist meistens tägliches Wechseln einer Tamponade aus hygienischen Gründen erforderlich

Aber das reicht in den meisten Fällen noch nicht aus. Man muß mit weiteren Maßnahmen dem Patienten diese postoperative Schmerzphase erleichtern.

Homöopathie

Folgende Mittel sollten Sie in Ihrer Praxis vorrätig haben, um sofort mit einer Injektion helfen zu können (nochmals: Bitte in die Nähe der Wunde nur submukös injizieren):

* Lachesis D 12 Ampullen DHU
* Echinacea D 10 Ampullen DHU
* Pyrogenium D 12 Ampullen DHU

Sie können diese drei Mittel zusammen aufziehen und zusammen injizieren.

Ein weiteres Mittel, das insbesondere den Schmerz lindert, ist
* Infi-Lachesis-Injektion N Infirmarius-Rovit.

Es enthält: Lachesis D 8, Acidum formicicum D 8, Arnica D 6, Echinacea D 1, Formica D 4,

Wie Sie aus der Zusammensetzung ersehen können, sind es besonders die Mittel Lachesis und Arnica, die bei der Entzündung indiziert sind.

Für die weitere Behandlung zu Hause haben sich folgende Mittel bewährt
* Hepar sulfuris N 111 Synergon Kattwiga Tabletten
  (Calc. fluor. D 5, Hepar sulf D 12, Pyrogenium-Nosode D 15, Lachesis D 10, Echinacea D 2, Carbo veg. D 3, Cinnabaris D 8, Acid. silicicum D 6)

im Wechsel mit
* Echinacea N Synergon 4 Kattwiga Tropfen (Echinacea D 2, Arsenicum alb. D 5, Baptisia D 4, Lachesis D 9, Pyrogenium D 13, Silicea D 12)

Einnahme bei starken Beschwerden: Stündlich 1 Tablette Hepar sulf. im Wechsel mit 10 Tropfen Echinacea.

Die Erfahrung lehrt, dass die unerträglichen Schmerzen dadurch schneller abflachen.

Organpräparate

Der Schmerz erfordert, wie bereits im betreffenden Kapitel angedeutet, die höhere Potenzierung. Neben den eben erwähnten Homöopathika hat sich die „Lagerhaltung" der beiden folgenden Organpräparate als sinnvoll erwiesen:
* Maxilla D 15 oder D 30 Ampullen Wala
* Mandibula D 15 oder D 30 Ampullen Wala

Je nach Kiefer können diese Ampullen zusammen mit den eben erwähnten Homöopathika injiziert werden.

Nosoden

Neben dem Pyrogenium in den oben angegebenen Mitteln, das streng genommen eine Art Nosoden-Charakter hat, halte ich den Einsatz von weiteren Nosoden nur dann für sinnvoll, wenn man den Erregertypus genau kennt. Eine zweckmäßige Potenzierungs-Höhe wäre eine D 8 oder D 10.

Bioresonanz-Therapie / Mora-Therapie

Sie ist eine wertvolle Hilfe bei der postoperativen Behandlung. Ja, man kann sogar sagen, dass der Einsatz dieser Methode ein wichtiger Garant für eine bessere Wundheilung ist. Sie aktiviert den Abbau der Stoffwechseltoxine, die im Umfeld einer Extraktion oder Operation immer auftreten.

Ist der Fall der Nichtheilung aber eingetreten, kann man die weitere Behandlung effektvoll unterstützen.

Das Procedere ist fast immer das gleiche:
* Basis-Therapie. Stimmt den Körper, der durch das Schmerzgeschehen und wahrscheinlich auch durch eingeschränkten Schlaf lädiert ist, positiv um
* Lymphdrainage mit einer Rolle oder Magnet-Sonde.
* Lokale Therapie am Odonton. Mit entsprechenden Zahn Elektroden kann man die mit Sicherheit vorhandenen lokalen pathologischen Schwingungen abgreifen und über eine andere Zahnelektrode als Therapieschwingung wieder zuführen. Bei dieser Behandlung sind Tiefpässe zweckmäßig.

Farbtherapie

In der Phase des Schmerzes gibt es nur eine Farbe, nämlich
* die Farbe BLAU.

Es ist ratsam diese Behandlung etwas länger zu gestalten. Wer mit dem Moracolor arbeitet, setzt am besten einen kurzen Therapie-Pausen-Zyklus ein und mindestens 40 - 50 Therapieeinheiten.

Sind die Schmerzen abgeklungen, kann wieder eine der aktivierenden Farben zur Aktivierung der Lymphe angewandt werden:
* GELB wirkt positiv auf das gesamte Lymphsystem und aktiviert die heilenden Stoffwechselprozesse

Schmerzen nach dem Einsetzen von Implantaten

In den letzten Jahren ist in der Zahnmedizin ein wahrer Implantat-Boom ausgebrochen.
Leider entstehen dadurch eine Unmenge von Problemen.
1. Entzündungen – das läuft unter der Bezeichnung Periimplantitis. In den meisten Fällen ist das nur so eine Art euphemistische Bezeichnung, da man sich über die „Ursachen" nicht einig ist. Natürlich sind Bakterien im Spiel, aber diese entfalten sich nur, wo ein geeigneter Boden vorhanden ist.
2. Schmerzen – ebenfalls durch Entzündungen
3. Lockerungen. Wenn ein Implantat nach kurzer Zeit gelockert ist oder herausfällt, dann ist in der Planung nicht gründlich vorgegangen worden. Einem Patienten dann die Schuld zuzuweisen, erscheint mir etwas abenteuerlich.

Da sich in meiner Praxis in den letzten Jahren die Implantat-Probleme häufen, muß ich an dieser Stelle einmal die Haupt-Ursachen für mißlungene Implantate anführen:

Vor der Implantation ist der Kieferknochen nicht genau geprüft / untersucht worden. Zudem ist keine gründliche Anamnese erhoben worden. Der Zahn oder die Zähne, die gezogen worden, sind nicht ohne Grund extrahiert worden. Entweder waren es Beschwerden, Wurzelbehandlungen mit Beschwerden oder zuvor wurde eine Wurzelspitzenresektion mit konsekutiver Extraktion durchgeführt.
Oft heilen diese Wunden nicht richtig aus und es bildet sich eine Restostitis.
Es dürfte verständlich sein, dass ein ungesunder Kieferknochen keine geeignete Basis für ein Implantat sein kann.
Die Folgen sind oft: Entzündung, Schmerzen (der Patient kann nicht darauf kauen) oder Implantat-Verlust, immer ein teures „Vergnügen", vor allem, wenn auch schon die Krone aufgesetzt ist.

Dazu zwei Fälle:

1. Bei einem Patienten wurden nach einer gründlichen Sanierung ohne Probleme im Oberkiefer Implantate eingesetzt. Dann plante der Kieferchirurg im Unterkiefer im Gebiet 36 ebenfalls ein Implantat. Meine nach einer Testung erfolgte Warnung, dass hier zur Zeit kein Implantat möglich ist, ignorierte der Kieferchirurg einfach und setzte ein Implantat.

Zwei Monate später kam der Patient wieder und sagte zu mir: „Schauen Sie mal, was ich hier in der Hand habe!" Es war das Implantat! Er konnte es mit den Fingern wieder herausziehen.

2. Eine Patientin, ca 48 Jahre, erhält eine Reihe von Implantaten im Oberkiefer und Unterkiefer. Nach einiger Zeit schmerzt das Implantat 35 und muß extrahiert werden. Am Implantat 34 zeigt sich starker Knochenabbau und eine Restostitis (ebenso wie am Implantat 35 zuvor). Beim Test stellt ich fest, dass im Oberkiefer die Implantate 17, 16 sowie 26, 27 ebenfalls in nicht völlig ausgeheilte Gebiete gesetzt worden waren. Einige Zeit später rief die Patientin mich an: Im Oberkiefer rechts würden beide Implantate 17, 16 (die Kronen im Verbund) wackeln, es würde sie beim Sprechen behindern.

Die Konsequenzen vorerst: Explantation Implantate 17, 16 sowie 34 und zusätzlich eine Revision regio 35.

So stelle ich mir keine gründliche Sanierung vor.

Bei dem Entfernen von Implantaten (Explantation) gelten als Begleittherapie die gleichen Bedingungen wie beim Entfernen eines Zahnes: Unterstützung mit Organpräparaten und Homöopathika ist auf jeden Fall anzuraten, um Schmerzen zu vermeiden und die Wundheilung zu optimieren.

Aus den schlechten Erfahrungen mit vielen Implantat-Patienten habe ich auf meinen Internet-Seiten www.drvolkmer.de eine Reihe von Informationen für Patienten zum Nachdenken gestellt, *bevor* sie sich Implantate setzen lassen.

Unspezifische Zahnschmerz-Behandlung im Notfall als Quasi-Ersthilfe

Gleichgültig, wie stark der Schmerz ist, er kommt immer ungelegen. Nicht immer steht ein Notdienst zur Verfügung und im Urlaub kann der nächste Zahnarzt oft unerträglich weit entfernt sein. Wenn ein Patient im Notfall anruft, ist es immer gut, wenn man einige Überbrückungstipps geben kann.

Häufig wird man ohne ein Schmerzmittel kaum auskommen. Dafür sind sie ja als segensreiche Entdeckung verfügbar. Nicht jeder Patient hat eine homöopathische Haus- oder Notfallapotheke zur Hand. Zusätzlich bewährt sich wiederum das Wissen um die Akupunktur. An beiden Zeigefingern finden wir auf der dem Daumen zugewandten Seite den Akupunkturpunkt Dickdarm 1.

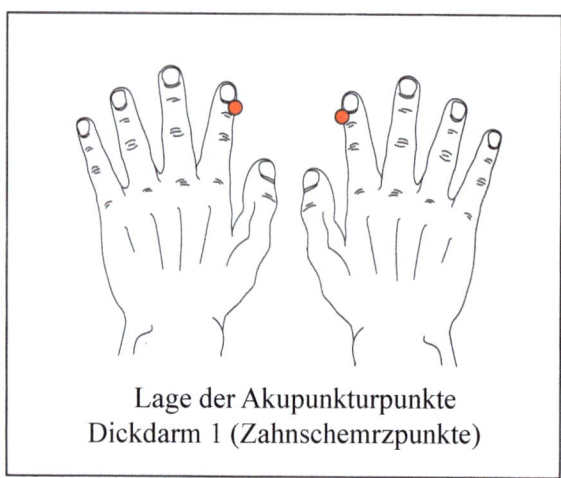

Lage der Akupunkturpunkte
Dickdarm 1 (Zahnschemrzpunkte)

Er ist zugleich auch der Zahnschmerzpunkt für alle Zähne der gleichen Seite. Mit dem Nagel des benachbarten Daumens können sie massierend den Zahnschmerzpunkt „behandeln". Es muß auch nicht der Daumennagel sein. Eine abgerundete Spitze eines Schreibgerätes oder ein Wattestäbchen,

von dem man die Watte entfernt, sind dafür ebenso gut geeignet.
Aber wohlgemerkt: Das ist auf Dauer kein Ersatz für den Gang zum Zahnarzt.

Neuralgien im Kiefer- und Gesichts-Bereich

Bei schmerzhaften Erscheinungen der Nerven unterscheiden wir grob zwischen zwei verschiedenen Begriffen
* Neuritis. Diese weist immer eine anatomisch-histologisch-pathologisch erkennbare Entzündung auf, meistens sind Erreger nachweisbar
* Neuralgie. Hier zeigt sich keine direkte anatomische Veränderung, d.h. dem Symptom ist auf der materiellen Zellebene kein typisches Bild zuzuordnen.

Dementsprechend sollte die Behandlung ausgerichtet sein. Im ersten Punkt steht die Behandlung der Entzündung im Vordergrund. Im zweiten Fall ist die Behandlung ungleich schwieriger.

Die häufigste Neuralgie im Kopfbereich, wenn man Migräne und Kopfschmerzen ausklammert, ist die Trigeminus-Neuralgie.

Die Trigeminus-Neuralgie

Um es gleich vorweg zu nehmen: Diese Diagnose ist eine der häufigsten Fehldiagnosen bei Beschwerden und Schmerzen im Kopfgebiet.

Mit dieser Befundung machen es sich viele Neurologen, Internisten und Zahnärzte einfach zu leicht. Wenn es bei der falschen Diagnose bliebe, könnte man das tolerieren. Aber leider folgen aus der falschen Diagnose auch falsche, meist allopathische Therapien, die nicht nur nutzlos, sondern zumeist auch noch nebenwirkungsbefrachtet sind.

Was ist das Wesen einer echten Trigeminus-Neuralgie?

Subjektiv:
* Attackenweise auftretende Schmerzanfälle im Gesichtsbereich
* Die Schmerzdauer beträgt „nur" 0,5 - 1 Sekunde
* Betroffen ist das Gebiet eines oder mehrerer Äste des Nervus trigeminus

* Fast immer sind diese Anfälle nur einseitig
* Auslöser sind: Kauen, Gähnen, Niesen, Berühren, kalte Getränke, Zähneputzen
* In der Gesichtsmimik zeigen sich durch die Heftigkeit des Schmerzes Zuckungen oder Kontraktionen der mimischen Muskulatur

Begleitsymptome sind oder können sein:
* Hyperästhesie des betroffenen Areals
* Hitze und Rötung der Gesichtshaut
* Schweißige Gesichtshaut
* Tränen- oder Speichelfluß

Objektiv:
* Im Bereich des Nerven zeigen sich keine pathologisch-anatomischen Veränderungen.

Ein Dauerschmerz im Bereich des Einzugsgebietes des Nerven ist also definitionsgemäß *keine* Trigeminus-Neuralgie. In derartigen Fällen muß nach anderen „Ursachen" oder besser „Verursachern" gesucht werden, besonders dann, wenn die klinischen Ergebnisse wie Röntgen oder Vitalitätsprobe nichts ergeben.

Wenn der Nervus trigeminus als sensibler Nerv (das bedeutet: Er meldet ein Geschehen aus der Peripherie an die Zentrale Gehirn) aus irgendeinem Gebiet im Gesicht / Kopf irgendwelche Sensationen meldet, dann erfüllt er seine, von der Natur gewollte Aufgabe, nämlich den betroffenen Menschen darauf hinzuweisen, dass bei ihm in der Peripherie, also im Einzugsbereich des Nerven irgend etwas nicht in Ordnung ist. Er ist also nur Überbringer einer Nachricht oder Botschaft. Nicht mehr oder weniger!

Das hat sich (leider) in vielen Mediziner-Kreisen noch nicht herumgesprochen.

Kein Mensch kommt auf die abstruse Idee, einen Briefträger zu beschimpfen, nur weil er beispielsweise einen Bescheid über eine Steuernachzahlung vom Finanzamt aushändigt, somit also nichts weiter als seine Aufgabe erfüllt.

In der Medizin sind solche Usancen leider an der Tagesordnung.

Meine erste Frage sowohl bei einer echten als auch bei einer falsch diagnostizierten TrigeminusNeuralgie lautet daher stereotyp:

Haben Sie in den letzten Jahren irgendwann eine Gürtelrose oder eine Windpockeninfektion gehabt?

Wenn nein, ist jemand in Ihrem familiären oder beruflichen Umfeld an Windpocken erkrankt gewesen?

Oder eine weitere Möglichkeit: Haben Sie in der Zeit vor dem Auftreten der Beschwerden eine virale Infektion gehabt?

Oder: Leiden Sie häufig an Herpes-Infektionen an den Lippen oder im Mund?

Der Herpes-Virus hat offenbar eine Affinität zum Trigeminus-Nerv. Warum das so ist, wissen wir nicht.

Werden sämtliche Fragen verneint oder liegen die oben angegebenen Symptome nicht vor, so muß man die betroffene Seite mit anderen Methoden untersuchen. Denn dann handelt es sich nicht um eine echte Trigeminus-Neuralgie.

Für mich stellt das Vegatest-Verfahren diese Möglichkeit dar.

Man muß folgende Faktoren ausschließen:
1. Chronische, gangränöse, subakute oder akute Pulpitiden
2. Chronische oder akute Kieferostitiden
3. Irritationen durch intraorale Batterien (Gold und Amalgam zusammen im Mund, evtl. sogar nebeneinander!)
4. Erkrankungen der Nasennebenhöhlen
5. Erkrankungen der Speicheldrüsen

Ein Fall aus der Praxis

Eine ca. 52-jährige Patientin wird mir von einem Internisten wegen des Verdachts einer Trigeminus-Neuralgie überwiesen, um dentale Faktoren auszuschließen. Die starken Beschwerden lagen auf der rechten Seite vor. Im Unterkiefer waren noch zwei überkronte Zähne vorhanden (43, 33), die mit einem Steg verbunden waren. Nach eingehender Untersuchung lautet meine (energetische) Diagnose: Am Zahn 43 sprachen die Testampullen chronische Pulpitis und gangränöse Pulpa an.

Zur Absicherung empfahl ich der Patientin noch eine Visite bei einem Kieferchirurgen. Dieser schlug sofort eine Durchtrennung der Fasern am Ganglion gasseri vor, was die Patientin aber wegen der Risiken ablehnte.

Ein anderer Zahnarzt führte dann auf Grund meiner Diagnose eine Trepanation des Zahnes 43 durch und danach verschwanden die Schmerzen sofort.

In einem anderen Fall trat eine echte Trigeminus-Neuralgie nach der Wurzelbehandlung von vier Zähnen im Oberkiefer links auf. Hier lag eine Intoxikation des Nervus trigeminus durch die an den avitalen Zähnen entstehende Giftstoffe Mercaptan und Thioäther vor. Obendrein heilten dann die Wunden nach der Extraktion der Zähne nicht aus, was die Behandlung zusätzlich ungemein erschwerte. Organpräparate bringen stets eine Linderung.

Bei einer tatsächlichen Trigeminus-Neuralgie kann man mit biologischen Mitteln durchaus hilfreich und schmerzlindernd tätig werden. In vielen Fällen treten die Attacken seltener auf oder die Schmerzintensität erreicht nicht mehr die vorher vorhandenen Werte.

Homöopathie
Ideal ist natürlich eine intensive Repertorisation, die jedoch rein zeitmäßig die meisten behandelnden Kollegen überfordert.

Zudem findet man in den Repertorien wie dem Kent derart viele Mittel, die gerade für den Anfänger verwirrend sind. Und ein Computer-Repertorisierungsprogramm, das nicht gerade billig ist, haben die wenigsten.

Daher gebe ich Ihnen aus der pragmatischen Sichtweise dieses Buches einige Mittel an, die sich, auch im Test, bewährt haben. In der klassischen Homöopathie sind es besonders zwei bis drei Mittel, die dafür in Frage kommen:

* Mezereum (Seidelbast). Dieses Mittel ist dann indiziert, wenn eine Zoster-Infektion vorausgegangen ist. Verordnung: D 10 oder D 12 als Globuli oder Tropfen
* Aconitum (Sturmhut). Besonders dann, wenn die Schmerzen bei kaltem Wind auftreten. Verordnung: D 8, D 10 oder D 12 als Globuli oder Tropfen
* Cedron. Bei sämtlichen Neuralgien im Kopfgebiet. Verordnung: wie zuvor

Daneben gibt es einige Komplexmittel, die in diese Richtung zielen und sich bewährt haben:

* Mezereum Homaccord Heel Tropfen. Auch hier wiederum kann ein Herpes zoster in der Anamnese vorliegen
* Mezereum Komplex Tropfen Nestmann. Enthält: Mezereum, Hyoscyamus, Gelsemium, Cuprum, Colocynthis, Belladonna, Chamomilla, Chininum sulfuricum, Spigelia, Hypericum, Camphora

Im Kompendium der Fa. Nestmann sind zudem noch zwei Mittel angegeben, eines für rechts- und eines für linksseitig, eine Testung bietet sich an.
* Neuralgie Gastreu Tropfen Dr. Reckeweg. Enthält die Komponenten Aconitum, Cedron, Colocynthis, Kalmia und Verbascum. Verordnung: Zweimal täglich 10 Tropfen
* Cedron Penterkan DHU Tropfen. Darin sind folgende Einzelmittel zusammengefaßt: Cedron, Aconitum, Arsenicum album, Colocynthis und Gelsemium. Verordnung: Zweimal täglich 10 Tropfen

Bei starken Schmerzen können die Mittel auch häufiger genommen werden.

Schlangenenzyme

Diese Mittel sind in der normalen Medizin wenig bekannt und leider haben sie in der Naturheilkunde ebenfalls nicht den Platz, der ihnen gebührt.

Schlangenenzyme sind außerordentlich wichtige Heilmittel. In erster Linie ist dabei die Firma Horvi zu erwähnen, die viele dieser Mittel herstellt. Die Firma Horvi gibt es in Deutschland allerdings nicht mehr, alle Mittel müssen daher aus Holland bezogen werden.

Für unsere Zwecke hat sich besonders ein Präparat bewährt:
* Nukleozym Comp 2 Horvi Tropfen. Täglich 5 - 10 Tropfen

Virale Belastung

Neben diesen auf die Neuralgie direkt ausgerichteten Mittel (auch wenn diese Formulierung im eigentlich homöopathischen Sinn nicht korrekt ist)

ist es sinnvoll, den Organismus bei viralen Toxinen oder viralen Belastungen zu unterstützen. Dabei haben sich in meiner Praxis besonders gut bewährt:
* Engystol Tabletten oder Ampullen Heel
* Kairem Remediaplex 100 (Aurum metallicum, Echinacea angustifolia, Euphrasia officinalis, Helianthus annuus, Olea europea; sämtliche fünf Mittel im Potenzakkord D 10 / D 30 / D 200).

Das Mittel Kairem Remediaplex 100 ist leider auch nicht mehr lieferbar – ich habe die Zusammensetzung nur angegeben, falls jemand Interesse an der Zusammensetzung hat und daraus evtl. Einzelbestandteile in seine Verordnung einbeziehen will.

An dieser Stelle noch einige erklärende Worte zu der Zusammensetzung des letzten Mittels sowie zu den Viren allgemein. Viren sind daher so gefährlich, da sie intrazellulär wirken. Wegen der „Virulenz" benötigt man entsprechend wirksame Mittel. Viren als solche vertragen das Sonnenlicht nicht. Auf einer symbolischen Ebene sind sämtliche fünf Einzelmittel des letzten Komplexmittels auf dieser stofflichen Ebene Repräsentanten des Prinzips Sonne und daher auch in homöopathisierter Form geeignet, dem Körper bei seiner Abwehr gegen Viren hilfreich zur Seite zu stehen. Aus meinen immer wieder erfolgten Nachtests nach viraler Belastung kann ich bestätigen, dass mit diesen beiden genannten Mitteln relativ schnell die virale Belastung nicht mehr energetisch nachweisbar war.

Organpräparate

Vom gedanklichen Aspekt ist es wichtig, den offenbar geschwächten Nerv mit Organpräparaten zu unterstützen. Also eine Art Regenerationsversuch für den Nerv.
* Nervus trigeminus D 12 oder D 15 oder D 30 Wala. Täglich eine Ampulle trinken. In schwerwiegenden Fällen ist es zu empfehlen, auch einmal zwei Ampullen pro Tag oder auf einmal zu trinken. Oft kommen auch mehrere Potenzen in Frage. Das wäre eine Domäne der Test-Medizin.

Nosoden

Der Einsatz der Nosoden ergibt sich einmal aus der Anamnese und zum zweiten aus der Testung. Ist in der Vorgeschichte eine ätiologisch wichtige Infektion durch den Herpes zoster-Varicella-Virus erfolgt, so bietet sich der Einsatz der Nosoden für eine erfolgreiche Behandlung geradezu an. In Frage kommt:
* Herpes simplex-Nosode Heel Ampullen
* Herpes zoster-Nosode Heel Ampullen

Diese Ampullen können auch getrunken werden, haben nur eine unterstützende Wirkung. Sie sind aber vom didaktischen her außerordentlich wichtig, weil so der Patient in seine eigene Behandlung eingebunden und nicht zum passiven Nur-Konsumenten wird.

Beide Ampullen sollten aber nur von erfahrenen Therapeuten eingesetzt werden.

Sonstige Mittel

* Aconit Schmerzöl Wala. Mit dem Öl die schmerzhaften Areale bzw. die Stelle der Schmerzprojektion *vorsichtigst* einreiben, um den Schmerz nicht auszulösen
* Aconitum comp. Globuli Wala

Seien Sie (und natürlich auch Ihr Patient) nicht enttäuscht, wenn trotz intensiver Behandlung die Beschwerden nicht so schnell oder völlig verschwinden. Es bedarf gerade in diesen Fällen, besonders wenn über längere Zeit eine allopathische Behandlung erfolgt ist, schon etwas Geduld.

Aus Furcht vor diesen alles übertönenden Schmerzattacken sind natürlich viele Patienten sehr zögerlich mit dem Absetzen oder auch nur der Reduzierung der Allopathika.

Wenn überhaupt, kann man sich nur langsam ausschleichen. Und die immer wieder gestellte verständliche Patientenfrage: Glauben Sie, dass diese Mittel helfen werden? kann und darf man nie mit ja beantworten.

Ich ziehe mich dann immer auf die salomonische Aussage zurück, indem ich den Patienten sage: Ich wünsche es Ihnen von ganzem Herzen.

Beschwerden im Bereich von Kaumuskulatur und Kiefergelenk

Im Grunde ist dieses Thema allein ein buchfüllender Stoff. Da dieser Bereich eine gewisse Komplexität aufweist, werde ich ausschließlich auf die gravierendsten Symptome und Schmerzen eingehen.

Mein Zugang zu diesem Thema lehnt sich nicht an die herkömmlichen Einteilungen an. Mir geht es um die pragmatische Hilfe. Aus meiner eigenen Praxis weiß ich von den vielen Fortbildungsveranstaltungen zu diesem Thema, wieviel Zeit, Aufwand und vor allem welch ungeheurer Gerätepark für die Diagnostik verwendet wurde. Die daraus folgende Therapien waren aber nur ein dünnes Rinnsal. Schienen allein sind auch nicht die Lösung.

Ich möchte daher das Thema aus Übersichtlichkeit aufteilen in

* Beschwerden durch Verspannungen und Verkrampfungen
* Beschwerden der Kaumuskulatur
* Beschwerden am Kiefergelenk selbst

Im ersten Fall müssen vor irgendwelchen biologischen Behandlungsmaßnahmen folgende Faktoren abgeklärt werden
* Wie steht es um die Okklusion?
  Dafür bewährt sich als Schnelltest der kinesiologische Test.
* Ist das Problem nach irgendwelchen zahnärztlichen Maßnahmen aufgetreten?
* Tendiert der Patient zumm Knirschen? Es dürfte klar sein, daß eine extreme Belastung der Zähne durch das Knirschen auch Rückwirkungen auf die mit den Zähnen verbundene Kiefergelenke haben muß. Man denke auch immer daran, daß das Kiefergelenk ein Doppelgelenk ist, d.h. beide Gelenke sind unverbrüchlich miteinander verbunden.
* Wie steht es um das private und berufliche Umfeld des Patienten?
* Sind bislang irgendwelche Schienen-Therapien erfolgt?
* Ist eine kieferorthopädische Behandlung erfolgt?

Eine manuelle und, wenn notwendig, eine instrumentelle Funktionsanalyse sind als diagnostischer Parameter von großer Wichtigkeit. Sind diese Fragen abgeklärt, kann mit Methoden aus dem Gesamtkomplex Psycho-

logie / Naturheilkunde unterstützend behandelt werden.
* Autogenes Training
* Meditationsübungen, wenn dafür eine Offenheit besteht
* Stress-Abbau, Physiotherapie, Lymphdrainage

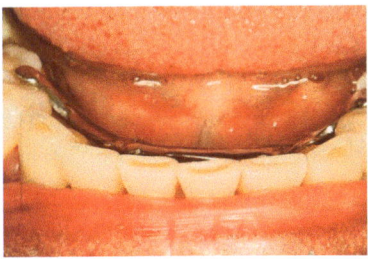

Der Schmelz der Schneidekanten der Frontzähne ist abgeknirscht.
Man sieht das dunklere Dentin hindurchschimmern

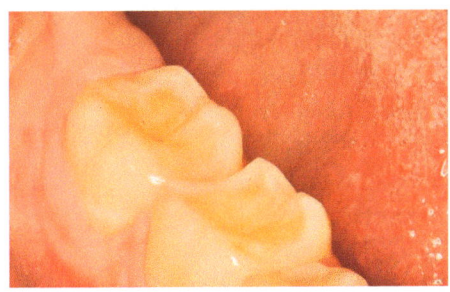

Im Seitenzahngebiet sind durch exzessives Knirschen sämtliche Fissuren eingeebnet. Auch hier leuchtet das Dentin schwach hindurch.
Beim Kauen ist nur eine Art „Quetschen" möglich

Zusätzlich gibt es in der Biologischen Medizin eine Reihe von Mitteln, die die beiden eben genannten Therapie-Maßnahmen positiv begleiten:
* Cuprum metallicum D 8, D 10 oder D 12. Cuprum ist eines der wichtigsten homöopathischen Mittel zur Behandlung von Verspannungen und Verkrampfungen. Verordnung: Zwei- bis dreimal täglich 10 Tropfen oder Globuli
* Magnesium phosphoricum D 10 oder D 12. Dieses Mittel ist dann indiziert, wenn eine starke Stress-Komponente zu verzeichnen ist. Einnahme wie eben.

Um die Behandlung zu erleichtern, sind folgende Komplexmittel in Erwägung zu ziehen:

* Cuprum F Komplex Nestmann Tabletten. Es enthält u.a. die Mittel Cuprum, Zink und Magnesium phosphoricum. Einnahme: Zwei- bis dreimal täglich 1 Tablette
* Spascupreel Heel Tabletten oder Ampullen. Wichtige Bestandteile u.a.: Colocynthis, Magnesium phosphoricum, Passiflora, Chamomilla und Cuprum sulfuricum. Einnahme wie eben.
* Aspas spag. Peka Pekana Tropfen. Zwei- bis dreimal täglich 10 Tropfen

Wer die Schüssler-Salze schätzt, dem sei empfohlen
* Biochemie Nestmann Nr. 7 D 6 Magnesium phosphoricum, 2 x tägl 3 - 4 Tabletten

Nun zu den Beschwerden am Kiefergelenk selbst.

Die herkömmliche Diagnostik muß nach meiner Ansicht unbedingt um eine Reihe naturheilkundlich-energetischer Aspekte aufgewertet werden. Dazu ist das Wissen um den Verlauf der Akupunktur-Meridiane unerläßlich. Zur Erleichterung der Übersicht dient die Grafik, die zum einen für den Gesamtüberblick unserer Betrachtungen am Kopf und der Muskulatur wichtig sind und zum zweiten den Verlauf der Meridiane gerade im Problembereich Kiefergelenk verdeutlichen:

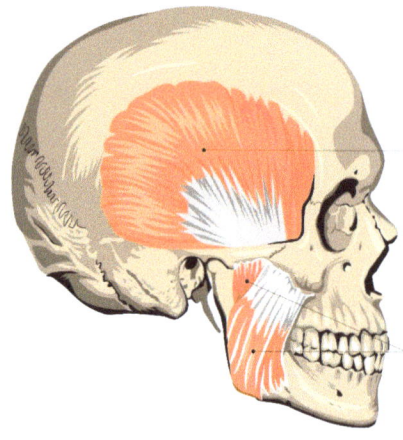

Musculus temporalis

Musculus masseter

Wie aus der Grafik ersichtlich ist, sind allein diese beiden wichtigsten

Muskeln zum Kauen ziemlich voluminös

Die größte Bedeutung für unsere Behandlung weisen die folgenden Meridiane auf:

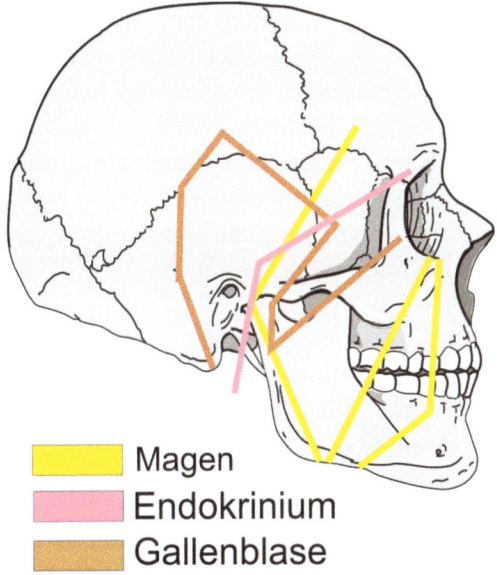

Verlauf der wichtigsten Akupunktur-Meridiane am Kopf seitlich

* 3 E oder endokriner / hormoneller Meridian, Punkt Endokrinium 23, über der Fossa glenoidalis
* Magen-(Pankreas)-Meridian, Punkt 2, Kiefergelenkköpfchen

Jedem Zahnarzt ist bekannt, dass der überwiegende Anteil der Patienten mit Kiefergelenk-Problemen (wobei dieser Begriff durchaus weit zu fassen ist) weiblicher Natur ist. Darunter überwiegen Patientinnen im perioklimakterischen Alter. So ist es nicht verwunderlich, wenn gerade in dieser Zeit der schwierigen hormonellen Umstellungsphase sich Probleme am Kiefergelenk etc. zeigen können, wenn andere Faktoren wie insuffiziente Okklusion oder Bruxismus hinzukommen. Das Kiefergelenk mitsamt seiner Muskulatur ist dann quasi der Locus minoris resistentiae (oder einer von mehreren).

Männer hingegen zählen mehr zu der zweiten Kategorie, besonders wenn es sich um streßgeplagte (besser ist jedoch der Ausdruck: Dis-Streß) Manager handelt, die sich in unserer Ellenbogengesellschaft behaupten müssen oder sich gar mit allen Mitteln nach oben boxen wollen. Mißerfolge und Frust beruflicher Natur verstärken den „Druck" auf den Magenmeridian. Hastiges Essen (Motto: Essen ist eine Notwendigkeit, der man sich nicht entziehen kann, also bringen wir es schnell hinter uns!) und der Konsum von Kaffee, Cola und gekühlten Getränken machen diese Probleme noch schlimmer. Bei der Therapie müssen wir also diesen unterschiedlichen Gegebenheiten Rechnung tragen.

Beginnen wir daher zuerst mit den Mitteln, die für das Kiefergelenk per se als unterstützende Heilmittel in Frage kommen.

Homöopathie

Für diese Zwecke sind die Komplexmittel die geeignete Behandlung:

* Metasymphylen Fackler Tropfen. Dieses Mittel verbessert die nutritive Versorgung sämtlicher bradytropher Organe. Gerade die Gelenkknorpel sind, obwohl funktionell sehr wichtig, so etwas wie Stiefkinder der Durchblutung, (Fachwort: bradytroph). Die Versorgung mit Mineralien und Vitaminen ist daher etwas „zögerlich".

Verordnung: Zwei- bis dreimal täglich 10 Tropfen.

* Araniforce arthro Tropfen Weber & Weber. Wirkt unterstützend bei sämtlichen degenerativen Prozessen der Gelenke, die wiederum zu akuten Beschwerden führen können. Zweimal täglich 10 Tropfen, in akuten Fällen öfter.

* Steirocall comp Tropfen Steierl, 2 x tägl 10 - 15 Tropfen

Organpräparate

Wie immer wieder in diesem Buch beschrieben, verlangen schmerzhafte Sensationen nach höheren Potenzierungen. Die Firma Wala weist in ihrem umfangreichen Repertorium eine Reihe von Mitteln für diesen zahnärztlichen Bereich auf:

* Articulatio temporo-mandibularis D 15, D 20 oder D 30 Wala Ampullen. Entweder in die Nähe des Gelenkes / der Gelenke injizieren oder täglich ein bis zwei Ampullen trinken.

* Membrana synovialis D 15, D 20 oder D 30 Wala Ampullen. Dies ist die wichtige „Gelenkschmiere". Verordnung wie eben.
Von der Firma Wala kämen noch in Frage (da ja der Knorpel der am meisten strapazierte Bestandteil vieler Gelenke ist)

* Cartilago comp. Globuli Wala, 2 – 3 x täglich 10 Globuli
* Cartilago / Mandragora Globuli Wala, 2 – 3 x täglich 10 Globuli

Weiterhin kann das Präparat Cartilago suis Injeel Heel (Ampullen) verwendet werden. Bei akuten Fällen zieht man die Forte-Version vor. Sie enthält den Potenzakkord D 8, D 12, D 30, D 200. Täglich eine Ampulle trinken oder injizieren lassen.

Lymphdrainage
In den Büchern von Dr. Voll ist nachzulesen, dass das Kiefergelenk abführende Lymphgefäße aufweist. Weiterhin hat er den prägnanten Satz geprägt:

Schmerz ist der Schrei des Gewebes nach fließender Energie.

Das machen wir uns zunutze, indem wir den Patienten selbst die Lymphdrainage als Eigenbehandlung empfehlen.
Zur Wiederholung noch einmal die am meisten verbreiteten Lymphsalben
* Lymphdiaral DS Salbe Pascoe
* Itresal Salbe Pekana
Die Anwendung ist wie schon beschrieben: Abends vor dem Schlafengehen ein erbsgroßes Stück der Salbe vom betroffenen Gelenk am Hals seitlich nach unten einmassieren. Dauer ca. 3 Minuten. Über Nacht kann so einiges an Toxinen abgebaut werden. Es muß kein großer Druck ausgeübt werden! Eine sanfte Massage ist besser. Dabei immer wieder von oben nach unten streichen, nicht umgekehrt!
Beide Salben sollten nicht länger als 10 Tage angewendet werden. Vorsicht auch bei Schilddrüsen-Erkrankungen

Der zweite wichtige Therapiebereich ist, wie weiter oben aufgeführt, die Behandlung der Meridiane, die über das Kiefergelenk verlaufen.

Endokrinium (hormoneller Meridian)

Als erstes wird man im homöopathischen Sinn an Konstitutionsmittel denken, da sie eine Art Harmonisierung des gesamten Menschen anstreben. Nicht, daß sie irgendwelche Symptome „wegmachen", ihre Wirkung zielt mehr darauf, dass der Mensch seine eigene Mitte findet. Wer mit sich im reinen ist, wird eher auf eine Therapie ansprechen.

Ein Bild mag Ihnen meine Vorstellung mit Sicherheit besser näher bringen: Stellen Sie sich ein horizontales Rad von drei Metern Durchmesser vor, das langsam rotiert. Stehen Sie am Rand des kreisenden Rades, so droht Ihnen ein Herunterfallen vom Rad eher als wenn Sie sich in der Nähe des Zentrums oder gar über der Nabe befinden. So stellt man sich die Wirkung der Konstitutionsmittel vor. Mehr Gelassenheit, mehr Zentrierung, bessere Verkraftung psychischer Unbill gleich welcher Art.

Da es sich zumeist um weibliche Patienten handelt, kommen folgende Haupt-Konstitutionsmittel in Frage:

* Pulsatilla
* Ignatia
* Sepia
* Cimicifuga

Bei der Gabe wird man ein- bis zweimal wöchentlich fünf Globuli einer D30 geben.

Als Komplexmittel stehen eine Reihe von Präparaten zur Verfügung. Einmal für das Hormonelle generell:
 * Hormeel SNT Tropfen Heel

Spielen klimakterische Probleme mit in die endokrine Störung hinein, so gibt es ebenfalls eine Reihe von geeigneten Mitteln.
 * Klimactiv Magnet-Activ Tropfen
 * P-sta spag. Peka Tropfen Pekana

Eine interessante Komposition für das gesamte Endokrinium bietet die

Firma Dr. Reckeweg:

* Glandulae F Gastreu R 20 für weibliche Patienten.
Darin enthalten Organpräparate der endokrinen Drüsen; darin enthalten Ovaria D 12
* Glandulae M Gastreu R 19 für männliche Patienten. Anstelle Ovaria D 12 ist das Mittel Testes D 12 enthalten.

Der Hersteller gibt an, diese Mittel bei Erkrankungen der Schilddrüse nicht anzuwenden.

Es ist zweckmäßig, auch diese beiden Mittel einem Test zu unterziehen, gleichgültig ob mit der Elektroakupunktur, der Kinesiologie oder dem Biotensor (auf dieses Verfahren, eine Art Rute, bin ich bei der Besprechung der Testmöglichkeiten nicht eingegangen, aber mir ist bekannt, dass es von vielen Therapeuten benutzt wird).

Magen-Meridian
Es sind meist die hageren Männer, bei denen sich im Gesicht die Naso-Labial-Falten deutlich eingegraben haben. In der Antlitz-Diagnose sind diese ausgeprägten Falten immer ein prägnanter Hinweis auf eine Schwäche auf dem Magenmeridian.

Homöopathische Einzelmittel sind
* Nux vomica
* Argentum nitricum
* Mentha piperita
* Angelica

Die Komplexmittel-Homöopathie bindet verschiedene passende Mittel in einem Strauß zusammen:
 * Nux vomica Homaccord Heel Tropfen
 * Bismutum F kplx. Tabletten Nestmann
 * Gastricumeel Heel Tabletten
 * Nux vomica Synergon 51 Kattwiga Tropfen

* Iberogast Steigerwald Tropfen (Phytotherapeutikum)

Aus den Ausführungen dieses Kapitels dürfte deutlich eine Erkenntnis herauszudestillieren sein: Eine gezielte Therapie des schmerzenden Kiefergelenks oder der steuernden Muskulatur ist alles andere als ein Spaziergang. Es erfordert ein umfassendes Wissen von Anatomie, Physiologie, Dynamik und zusätzlich noch der energetischen Zusammenhänge, aus denen sich wiederum unterstützende Maßnahmen mit biologischen Mitteln rekrutieren.

Atypischer Gesichtsschmerz

Eine oft in Anamnese-Unterlagen zu lesende Diagnose.
In dem Buch „Schmerz" (K.Brune, A.Beyer) ist dazu folgendes zu lesen:
„Der atypische Gesichtsschmerz ist eine Ausschlussdiagnose. Es handelt sich um einen täglich vorhandenen, anfänglich relativ lokalisierten, sich im Verlauf eher diffus ausbreitenden, vorwiegend einseitigen Schmerz im Bereich der Wange oder des Oberkiefers ohne sensible Defizite. ..... Frauen und unsichere Primärpersönlichkeiten mit hohem Eigenanspruch sind häufiger betroffen. Oft besteht eine Komorbidität mit Depressionen, Angsterkrankungen, Schlafstörungen. Häufig findet man in der Vorgeschichte multiple operative Eingriffe im Bereich der Zähne, des Kiefers und der Nasennebenhöhlen."
Insofern ist bei der Suche nach „Ursachen" die Einbeziehung zahnärztlicher Diagnostik wichtig.
Um es mit meinen Worten zusammenfassen: Die Diagnose „Atypischer Gesichtsschmerz" ist eine Verlegenheitsdiagose, die nichts weiteres besagt als „Wir wissen nicht mehr weiter und damit der Patient mit irgendeiner Diagnose nach Hause gehen kann, bekommt er diese Mitteilung!"

Prothesen-Druckstellen

Einteilungsmäßig darf dieses Gebiet in einem Buch über Schmerzen in der Zahnheilkunde nicht fehlen. Jedoch denke ich, dass ich mich darüber nicht groß auslassen muß.

Die gezielte Entfernung und Korrektur der störenden Bereiche an der Prothese behebt in den meisten Fällen diese Unannehmlichkeiten.

Ein Tipp aus der Praxis: Um genau die Druckstellen zu finden und zu eliminieren: Mit einer dünnfließenden Abdruckmasse die Prothesen einsetzen und kauen lassen. An den Stellen, die durchgedrückt sind die Prothesen zu ändern.

Unterstützend können heilende Mundwasser oder Salben gegeben werden.

Ein gutes Mittel für eine Mundspülung (quasi in allen Problem-Fällen) ist
* Regulatpro Dent Healthy Mouth der Fa. Dr. Niedermaier (eine Kritik: Geht es nicht auch auf Deutsch?)
* Oder: Zahnöl der Fa. Ringana.

Schmerzen während einer kieferorthopädischen Behandlung

Es ist manchmal geradezu heroisch, welche Schmerzen Kinder während einer kieferorthopädischen Behandlung mit festsitzenden Apparaturen durchmachen. Das Aktivieren von Drähten und Federn übt einen starken Druck auf die Zähne aus.

Ich denke, dass jeden Tag auf der Welt deswegen unzählige Kindertränen vergossen werden. Warum bemüht man sich nicht endlich einmal, diesen Kindern zu helfen!?

Meine Vorschläge:
* Arnica D 12 Globuli DHU Staufen-Pharma und
* Symphytum D 6 oder D 10 Globuli DHU

Wenn ein Termin beim Kieferorthopäden bevorsteht, dann sollen die Kinder ab drei Tage vor dem Termin mit der Einnahme der beiden Mittel beginnen und zwar:
* ein- bis zweimal tägl. je 5 Globuli bis ca. drei Tage nach der Behandlung und das am besten bei jeder. Behandlung

Bei einer kieferorthopädischen Behandlung finden Knochenab- und Umbauprozesse statt. Daher sind homöopathische Präparate sehr sinnvoll, den der Knochen besteht größtenteils aus Calcium und Phosphor.

Empfehlenswert wäre:

* Biochemie Nestmann Nr 2 D 12 Calcium phosphoricum, tägl 1 Tablette

Zur Verbesserung der Wirkung einer kieferorthopädischen Behandlung generell ist unbedingt die Gabe von Vitamin C zu empfehlen. Ich rate grundsätzlich zu einem weitgehend natürlichen Vitamin C:

* Acerola Tabletten (in jeder Apotheke erhältlich), tägl. 1 bis maximal 2 Tabletten,

Dadurch erwirkt man zusätzlich noch eine bessere Entgiftung des Körpers, denn die verwendeten Materialien, die die Kinder ja längere Zeit im Mund behalten, sind nicht immer biologisch unbedenklich. Die meisten Drähte und auch Brackets enthälten leider Nickel! Hinzu kommen noch die Kunststoffe und die Kunststoff-Kleber.

Stomatitis aphthosa

Eine quälende, schmerzhafte Geschichte ist diese Erkrankung für den Patienten, besonders dann, wenn sie sich immer wieder einstellt (rezidivierende Stomatitis aphthosa). Gesteigert wird der Leidensdruck, wenn große Teile der Schleimhaut, fast landkartenartig, davon betroffen sind.

Antibiotika sind absolut kontraindiziert, vor allem da dadurch die Gefahr einer Candida-Superinfektion besteht.

Prüfen Sie in solchen Fällen immer den Speichel-pH-Wert!

Denken Sie an den bereits weiter oben angegeben Satz: Je saurer der Speichel, desto höher die Entzündungsgefahr und die Schmerzanfälligkeit.

Welche Möglichkeiten bietet die Naturheilkunde?

* Singuläre Aphthen können mit Prothesen-Haftpulver (enthält Tragant) betupft werden. Das trocknet die Aphthen aus.

Großflächigere Läsionen sind damit nicht mehr zu therapieren. Folgendes Procedere kann Erfolg versprechen:

* Basica Pulver, 1 Teelöffel in etwas Wasser auflösen, die Mixtur im Mund bewegen
* Spülen mit Teebaumöl, ca. 10 Tropfen auf etwas warmes Wasser
* Healthy Mouth der Fa. Dr. Niedermaier

Häufig spülen bis die Schmerzen abklingen
In jedem Fall sind scharfe Kanten oder verletzende Klammern an Prothesen zu korrigieren falls vorhanden.

Zungenbrennen – ein schwieriges Problem

Für den Betroffenen ist dies ein ausgesprochen lästiges Symptom, das durchaus die Lebensqualität stark einschränken kann. Für den Zahnarzt, der um Hilfe gebeten wird, ist es in der Regel, wie ich aus meiner Praxiserfahrung heraus bestätigen kann, eine schwer zu lösende Aufgabe.
Die Geschlechterverteilung ist in meiner Praxis ca. 70-80% weiblich und ca. 20-30% männlich. Die meisten der Patienten sind jenseits der 50, der Großteil davon wiederum sind Teil- und Totalprothesen-Träger.
Bevor man an eine Therapie herangeht, gilt es zuvor einige mögliche allgemeinmedizinische Punkte abzuklären:

* Vitamin-B-Mangel
* Eisenmangel
* Diabetes mellitus
* Allergische Dispositionen
* Sjögren-Syndrom (u.a. trockene Schleimhäute)
* Orale oder intestinale Mykose

Dann wäre der Zahnarzt mit folgenden Fragen dran:

* Gibt es scharfe Füllungs-, Kronen- oder Prothesenränder?
* Trat dieses .Symptom nach dem Einsetzen einer neuen Prothese auf, so dass u.U. das Material eine Rolle spielt; oft werden die Autopolymerisate nicht vertragen
* Sind Spargolde verwendet worden, so treten diese Symptome nach dem Eingliedern auf. Viele dieser Materialien enthalten bis zu 80% Palladium, bis zu 8% Indium und bis zu 7% Gallium. Mein Vorschlag: Die Metalle sollten oder dürfen maximal 5% Palladium, maximal 1% Indium und 0,5% Gallium enthalten. Werden diese Werte überschritten, reagieren sen-

Der Zahn-Schmerz

sible Menschen allergisch darauf
* Oder ist als Billiglösung gar Chrom-Kobalt-Molybdän als festsitzender Ersatz gewählt worden?
* Lötstellen, die man leider nur schwer nachweisen kann, können ebenfalls ein Auslöser sein. Daher sollten bei kombinierten Arbeiten die (notwendigen) Lötstellen möglichst in den Kunststoff verlegt werden
* Überprüfen des Speichel-pH-Wertes. Je saurer der Speichel, desto aggressiver.
* Ein Aspekt, der häufig übersehen wird, ist die Möglichkeit einer oralen Batterie, d.h. eines Stromflusses zwischen Gold und Amalgam, der teilweise beträchtliche Ausmaße annehmen kann.

Konsequenzen, falls einer der Punkte vorliegt:
* Entfernen der Billig-Golde
* Auswechseln des Autopolymerisats gegen hochwertige Kunststoffe, die gekocht und gepreßt oder gespritzt werden
* Bei einer Speichel-Acidose muß die Ernährung von Säurebildnern hin zu einer alkalisierenden Kost (Gemüse, Kartoffeln, Vollreis) umgestellt werden.

In solchen Fällen setze ich gern die Schüssler-Salze ein, zB. Biochemie Nestmann Nr. 9 D 12 Tabletten (Natrium phosphoricum)
Ferner ist vom Allgemeinarzt ggfs. die exokrine Pankreas-Funktion zu überprüfen. Eine entgleiste Dünndarm-Flora kann ebenfalls beteiligt sein. Zusätzlich können basische Mittel wie Alkala N Pulver / Alkala T Tabletten Sanum oder NemaBas Tabletten / NemaBas Citrat Basen-Pulver Nestmann, um nur einige aus der großen Anzahl anzuführen, eingesetzt werden.
Ein weiterer Punkt wäre anamnestisch zu eruieren: Wie sieht es mit der Verwendung von Gewürzen aus? Pfeffer, Paprika und Curry müssen, um alles auszuschließen, für die Zeit der Therapie vom Speiseplan gestrichen werden. Zu heiße Getränke sind ebenfalls zu überprüfen.
Das gleiche gilt für die übermäßige Verwendung von Zitronensaft, Senf, Essig und sonstige übersäuernde Getränke.
Rauchen kann ebenfalls eine mitverursachende Rolle spielen.

Und dann noch die ganz bescheidene Frage: Wie steht es mit den hochprozentigen Schnäpsen (so mancher und so manche nimmt sie als Seelentröster)?
Wie man sieht, ist das Problem gar nicht immer so leicht zu lösen. Mit welchen Homöotherapeutika können wir eine Behandlung sinnvoll unterstützen?
Bei der Suche in den Repertorien wird der weniger kundige Behandler schnell verzweifeln, da die Unmenge der angegebenen Mittel ihn überfordert.
Ein Mittel wäre zu empfehlen:
* Sanuvis Sanum Tropfen (enthält einen Potenzakkord rechtsdrehender Milchsäure)

Schmerzen durch Entzündung der Speicheldrüsen

Dies ist im Grunde kein direktes zahnärztliches Gebiet. Aber einiges sollte man schon darüber wissen, denn schließlich münden alle in den Mundraum. Manche Entzündungen der Speicheldrüsen werden durch eine Verstopfung des Ausführungsganges ausgelöst.
Daher sollte bei einem derartigen Verdacht ein Blick auf die jeweiligen Mündungen der Drüsen geworfen werden. Eine Rötung oder eine Schwellung wären ein Hinweis auf einen Verschluß durch einen Stein. Ist ein Stein oder ähnliches sichtbar, kann man ggfs. versuchen, ihn herauszubugsieren.
Weiterhin stehen natürlich bei Entzündungen die üblichen Präparate zur Verfügung, z.B.

* Apis / Belladonna cum Mercurio Glob Wala
Zusätzlich sind im Heilmittelangebot der Firma Wala das Organpräparat der Ohr-Speicheldrüsen Glandula parotis enthalten.
* Glandula parotis Ampullen
Von den anderen beiden Speicheldrüsen, den Glandulae submandibularis und Glandulae sublingualis gibt es keine Ampullen mehr.

Der Zahn-Schmerz

Bei entzündlichen Prozessen wird man die Heilung mit den Potenzierungen D 12 oder D 15 unterstützen.

Die Nasennebenhöhlen

Es ist ein Fachgebiet, das an den Bereich des Zahnarztes grenzt, insofern ist es notwendig, sich auch damit ein wenig auseinanderzusetzen. Topografische Berührungen liegen zumeist im Oberkiefer und hier bevorzugt im Bereich der oberen Molaren vor.

Ich erlebe immer wieder, dass Patienten bei Beschwerden im Oberkiefer-Seitenzahnbereich zur Abklärung bei Schmerzen auch zum HNO-Arzt geschickt werden. Meistens findet er nichts.

Besonders bei Extraktionen oder Operationen im Oberkiefer-Seitenzahnbereich ist es wichtig einiges wegen der Nasennebenhöhlen (in diesem Fall die Kieferhöhlen) zu beachten, um Infektionen oder Probleme zu vermeiden.

Als Schutz-Therapie bietet sich an

* Membrana sinuum paranasalium D 12 Wala Ampullen, direkt nach der Extraktion submucös in die Gegend der Extraktion oder Operation injizieren

Um einige Komplexmittel zu erwähnen
   * Biochemie Nestmann Nr. 4 D6 Kalium chloratum (wichtig für alle Schleimhäute)
   * Cinnabsin Tabletten DHU
   *Luffanest 210 Tabletten Nestmann

In hartnäckigen Fällen ist auch an folgende Mittel zu denken
   * Spenglersan G Kolloid Spenglersan-Meckel zu denken (morgens nach dem Duschen 1 – 2 Sprühstöße in die Ellenbeuge einreiben)
   * Polysan G Tropfen Sanum, ebenso 1 – 2 Tropfen einreiben

Man sollte immer daran denken, dass auch die Kieferhöhle ihrerseits Wunden im Oberkiefer infizieren kann.

Die intraorale Batterie als Schmerzauslöser

Bei extremen Spannungen oder Stromstärken kann es zu schmerzhaften Sensationen kommen. Voraussetzung ist hierbei, dass die beiden Elemente auf der physikalischen Spannungsreihe weit auseinander liegen.

In der Regel sind es Amalgam und Gold. Nach meinen Erfahrungen und vielen Messungen kann ich folgendes sagen:

Je hochwertiger das Gold bzw. je höher der reine Goldanteil (nicht Platin), desto höher können die Spannungen / Stromstärken sein.

Das heißt: Herkömmliche Inlays, Onlays und Dreiviertel-Kronen entwickeln offenbar gegenüber Amalgam höhere Spannungen als die Keramik-Golde, die ja bekanntlich einen höheren Platinanteil haben.

Extrem können die Mißempfindungen im Mund sein, wenn noch die archaischen Zinnkappen verwendet werden.

Daher meine Forderung:

Zinnkappen gehören nicht mehr in die Ausstattung einer biologisch ausgerichteten Praxis!

Irgendwelche Heilmittel sind hier fehl am Platze. Abhilfe schafft nur die Entfernung des unedlen Metalls

Ein Fall aus der Praxis

Es ist schon etwas länger her und ich hatte damals noch kein Meßgerät für intraorale Spannungen. Ein etwas sensibler Hochschulprofessor war bei mir in Behandlung. Es wurden mehrere Kronen präpariert und die Zähne wie gewohnt mit Kunststoffprovisorien versorgt. Im Unterkiefer waren zwei endständige Molaren dabei.

Einige Tage später kam der Patient wieder, da er die beiden Kunststoffprovisorien im Unterkiefer verloren hatte.

Aus Zeitgründen wurden damals zwei Zinnhülsen ersatzweise eingesetzt. Am nächsten Tag war der Patient wieder da. Er sagte: Die Zeit von gestern bis heute wäre für ihn die Hölle gewesen. Er konnte keinen klaren Gedanken mehr fassen und sein Schlaf sei miserabel gewesen. Ich möge ihm doch die Zinnhülsen wieder entfernen. Nach dem Eingliedern neuer Kunststoffprovisorien waren seine Probleme wieder verschwunden.

Es dürfte klar sein, dass sich die wahrscheinlich sehr hohen Werte (die ich leider nicht messen konnte) in der Nähe der Schädelbasis und der hypothalamisch-hypophysären Region extrem störend bemerkbar gemacht haben.

Kopfschmerzen und Migräne

Beides stellen zwar schmerzhafte Zustände dar, können aber in diesem Buch, das vordergründig der Zahn-Heilkunde gewidmet ist, nur als Randerscheinung behandelt werden.

Wir müssen uns aber fragen, ob Zähne Auslöser für diese Schmerzzustände und Schmerzattacken sein können?

Zur Beantwortung dieser Frage sind zwei Bereiche von Bedeutung
* Die Lage und der Verlauf der Meridiane am Kopf
* Das Wissen um die Resonanzketten, d.h. welche Zähne haben eine Auswirkung auf welche Meridiane

Kopfschmerzen oder Migräne treten nämlich häufig nur in bestimmten Arealen am Kopf auf, die wiederum dem Verlauf eines Meridians zugeordnet werden können.

Die Schmerzzustände liegen nämlich gehäuft im Gebiet folgender Meridiane, die zudem einen langen Verlauf durch den Körper nehmen, nämlich vom Kopf bis zum Fuß:

* Gallenblasen-Meridian; es überwiegen die rechtsseitigem Kopfschmerzen, besonders im Schläfenbereich.

Auslöser sind oft Nahrungsmittel wie fette Speisen, Knoblauch, Zwiebel, Paprika oder scharf angebratene Gerichte.

Eine Abbildung des Gallenblasen-Meridians finden Sie unter der Rubrik Kiefergelenk.

Folgende Zähne sollten bei rezidivierenden Kopfschmerzen, bei denen ein Verdacht auf Beteiligung des Gallenblasen-Meridians vorliegt, überprüft werden:

* Zähne 13, 43. Beide Zähne haben eine direkte Wirkung auf den Gallenblasen-Meridian der gleichen Seite. In Frage kommen sämtliche Störungen an diesen Zähnen von der chronischen Pulpitis über die gangränöse Pulpa bis hin zum avitalen Zahn bzw. ein- oder mehrmals (meist erfolglos) resezierten Zahn.

* Eventuell auch die Zähne 23, 33 (besonders dann, wenn die linke Seite besonders betroffen ist).
* Wegen des „Verbundes" zwischen Gallenblasen- und Leber-Meridian müssen auch die Zähne 14, 44 und ggf. auf der anderen Seite die Zähne 24 und 34 auf eine Mitverursacherschaft überprüft werden.
* Blasen-Meridian; die Kopfschmerzen werden deutlich in der Stirn, am Beginn der Augenbrauen oder medial vom Auge oder am Schitel lokalisiert. Der Bla senmeridian verläuft auf beiden Seiten vom inneren Augenwinkel über die Stirn, den Scheitel, den Rücken, die Kniekehle bis zum kleinen Zeh.

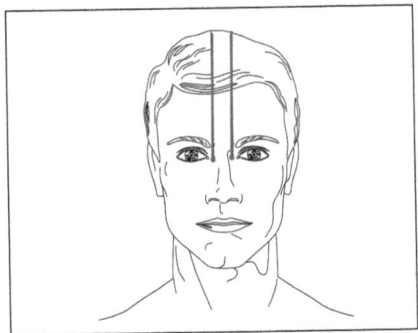

Beginn des Blasen-Meridians am Kopf -
Verlauf bis zum kleinen Zeh

Im Zahngebiet können folgende Zähne für Störungen des Blasenmeridians im Kopfgebiet und natürlich auch im übrigen Körper in Betracht gezogen werden:
* Zähne 12, 11, 21, 22, 32, 31, 41, 42. Dabei kommen sämtliche, oben erwähnte Faktoren in Betracht.
* Achten Sie bei Einzelkronen im Frontzahngebiet darauf, dass diese nach Möglichkeit nicht über die Median-Linie verblockt werden. Natürlich lassen sich diese Kriterien bei einer Brücke, die im Frontzahn-Gebiet rechts und links verbindet, nicht einhalten.

Obwohl man heute weitgehend von dem mechanischen Verblockungsgedanken abgeht, sollte nach Möglichkeit ein Geschiebe diesen Übergang von rechts nach links beweglich gestalten.

Aus der Craniosakral-Diagnostik ist die Notwendigkeit bekannt, die Suturae am Kopf nicht in ihrer Beweglichkeit zu hindern.

Bakterien - sind sie die eigentlichen Auslöser und Verursacher von Schmerzen?

Wenn wir das Ereignis einer akuten, mit Schmerzen verbundenen Entzündung mit den Methoden der Schul(zahn)medizin genau untersuchen, so werden sich am Ort des Ereignisses immer Erreger als Auslöser der Beschwerden finden lassen. Aus dieser Koinzidenz folgert man wissenschaftlich-logisch im Sinn des Ursache - Wirkungs-Denkens, dass die Bakterien die Verursacher dieser akuten Beschwerden sein müssen. Das ist vordergründig richtig und schlüssig, aber hintergründig eindeutig falsch.

Schon im letzten Jahrhundert formulierte der französische Wissenschaftler Claude Barnard den bedeutsamen Satz:

La microbe est rien, le terrain c'est tout

Das Bakterium bedeutet nichts, das Terrain ist ausschlaggebend!

Eine für damalige Verhältnisse, als nämlich der Sieg der Naturwissenschaften begann, eine großartige und zukunftsweisende Erkenntnis.

Was bedeutet das für unsere Betrachtung?

Wenn irgendwo, in diesem Fall im Zahn-Mund-Kiefergebiet, sich eine Entzündung manifestiert, also auch Bakterien vorhanden sind, dann nur deswegen, weil sie die Voraussetzungen für eine Vermehrung und damit für eine Entfaltung ihres Tuns vorgefunden haben.

Sind diese Voraussetzungen nicht gegeben, kann kein Bakterium, kein Pilz und auch kein Virus sein für den menschlichen Organismus schädliches Tun entwickeln.

Nimmt man also den Erregern die Voraussetzungen für ihre Vermehrung, so wird sich die Entzündung zurückentwickeln bzw. sich gar nicht erst ausbreiten.

Das beste Beispiel dafür ist eine Entzündung der Gingiva bei Belag. Die Farbe der Gingiva verändert sich bis zum dunklem Rot, sie schwillt an und schmerzt. Eine Reinigung und Entfernung der Beläge nimmt den Bakterien den Nährboden und die Entzündung heilt wieder aus. Deswegen

sind heute die prophylaktischen Bemühungen der Zahnärzte so wichtig.
Ein weiteres Beispiel sind Anärobier, die sich in den Zahnfleischtaschen befinden. Anärobier sind Erreger, die unter Sauerstoffausschluß gedeihen. Ändert man die Lebensumstände dieser Bakteriengattung, indem man Luft in Form einer Reinigung oder Curettage zuführt, so schwinden auch die Folgen ihrer Besiedelung.

Im übrigen zeigt sich bei einer Zahn-Kiefer-Störfeld-Belastung im Vegatest immer eine bakterielle Toxinbelastung. An zwei besonders häufig auftretenden Erscheinungen ist es am besten verständlich:

* Restostitis (chronische Kieferostitis, chronisch-bakterielle Kieferostitis). Hierbei handelt es sich um ein nicht ausgeheiltes Knochengewebe (Granulationsgewebe), das durch seine Minderwertigkeit im biologisch-funktionellen Sinn das Umfeld für eine Bakterienbesiedelung schafft.

* Avitale oder devitale Zähne. Bedenkt man die Eigentümlichkeit dieses irgendwie mittelalterlichen Verfahrens (alle Endodontologen mögen mir diese Wertung nachsehen), so nimmt es nicht Wunder, wenn man in der Umgebung eines derartigen Zahnes die Voraussetzungen für eine bakterielle Besiedelung schafft. Es gelingt mit fast keiner Methode, sämtliches Eiweiß aus den Wurzelkanälen bzw. den Ramifikationen zu entfernen.

Da dieses Gewebe aber von seiner eigentlichen Versorgung, den Gefäßen der Pulpa abgeschnitten ist, muß es zwangsweise zerfallen. Das bedeutet wiederum, dass sich um einen devitalen Zahn immer eine periphere Schwachzone befindet, die durch das „Leichengift" zerfallenden Gewebes verursacht wird.

Im Vegatest-Verfahren ist immer ein Hinweis auf eine Belastung durch Thioäther und Mercaptan zu finden, beides toxische Schwefel-Eiweiß-Verbindungen, die durch die Leber entgiftet werden müssen.

Addiert sich eine resonanzkettenmäßige Schwächung dieses Areals hinzu, kann man verstehen, wenn sich an dieser Stelle ein Locus minoris resistentiae befindet.

Wann sind Antibiotika indiziert?

Seitdem immer mehr Erreger gegen Antibiotika, besonders auch gegen Neuentwicklungen resistent werden, stellt sich die Frage der Einschränkung und Abwägung bei der Gabe von Antibiotika. Bei der Möglichkeit des lebensgefährlichen Übergreifens auf andere Körperteile ist natürlich eine Verabreichung nicht zu umgehen.

Man kann am grünen Tisch keine Ja-Nein-Indikation angeben. Es kommt immer auf den individuellen Fall an.

In der Zahnheilkunde kann man, unter Vorbehalt natürlich und von Ausnahmen abgesehen, folgende grobe Abwägung angeben:
* Je weiter sich eine akute Entzündung mehr im Frontzahngebiet befindet, desto ungefährlicher ist sie in der Regel.
* Je weiter dieses Geschehen im dorsalen Bereich vorkommt, desto größer sind die Komplikationsgefahren.

Unter dieser Prämisse kann vielfach die Verabreichung von Antibiotika durch die Gabe homöopathischer Mittel vermieden werden.

Aus eigener Erfahrung kann ich sagen: Entzündlich-schmerzhafte Probleme an der Peripherie sprechen gut auf eine Kombination von Homöopathie, Phytotherapie, Bioresonanz und die Applikation von Farben an.

Aus der Homöopathie sind es besonders folgende Mittel (Tabletten, Tropfen oder Globuli). Zur Wiederholung:

* Hepar sulfuris D 8, D 10 oder D 12 (Einschmelzen eitriger Prozesse;
* Belladonna D 10 oder D 12 (Entzündungen)
* Evtl. noch Apis mellifica D 10 oder D 12 (Entzündungen)
* Lachesis D12 (wenn die enzündete Region bereits eine livide Verfärbung angenommen hat

Natürlich sind auch Komplexmittel möglich, darüber wurde in den vorausgegangenen Kapiteln ausführlich eingegangen.

Bei der Anwendung von Farben ist häufig mit der Farbe BLAU eine Reduzierung der Schmerzen erzielbar. In meiner Praxis hat sich das Moracolor für diese Zwecke sehr bewährt.

Hinsichtlich des Einsatzes von Antibiotika gibt es in letzter Zeit ein großes Problem. Durch die immer weiter um sich greifende Implantat-Ver-

sorgung werden fast immer als Einheilungsschutz Antibiotika eingesetzt. Daraus können zwei große Probleme entstehen:
1. Antibiotika haben eine Auswirkung auf die wichtige physiologische Darmflora, die wiederum ein außerordentlich wichtiger Bestandteil unseres Immunsystems ist. Darauf wird in den meisten Zahnarzt-Praxen überhaupt nicht geachtet respektive eingegangen.
2. Es besteht die Gefahr, dass durch gedankenlose Verordnung von Antibiotika die Gefahr der zunehmenden Resistenz besteht. So können im wirklich akuten oder lebensbedrohlichen Fall die Antibiotika versagen.

Allopathische Schmerzmittel - ja oder nein?

Alles hat seinen Sinn - auch ein Schmerzmittel!

Wenn ein Patient Schmerzen hat, so ist die oberste Devise, ihm in seinem Leiden Erleichterung zu verschaffen.

Das gilt auch für schmerzhafte Zustände nach einer Extraktion oder einem operativen Eingriff, wenn es erforderlich ist. Insofern haben auch die normalen allopathischen Schmerzmittel ihre Berechtigung.

Allerdings kann man sagen, dass bei einer intensiven Begleittherapie mit biologischen Mitteln die Wahrscheinlichkeit schmerzhafter Zustände und Schwellungen deutlich sinkt. Das gleiche gilt auch für die präoperativ und postoperativ eingesetzte Mora- oder Bioresonanz-Therapie.

Schmerz-Prophylaxe - gibt es so etwas überhaupt?

Diese Überschrift klingt etwas paradox oder gar anmaßend. Ich bin mir darüber im klaren, dass sich niemand mit absoluter Sicherheit gegen Schmerzen schützen kann. Nur einfältige Gemüter können so etwas behaupten.

Niemand kann die Natur überlisten. Niemand kann sich gegen Ereignisse, die aus dem Außen auf ihn zukommen, bis zur Oberkante der Schädeldecke wappnen.

Aber im Rahmen seiner eigenen Möglichkeiten und seiner Eigenverantwortung kann man, was die zahnmedizinischen Aspekte angeht, einiges

tun, um den Ernstfall nicht unbedingt zu provozieren.
Dieses Kapitel müssen wir unterteilen in zwei Bereiche:
* Den persönlichen privaten Sektor
* Den zahnärztlich zu verantwortenden Bereich

Zum ersten gehört die Prophylaxe im herkömmlichen Sinn: Reinigung, Pflege, Ernährung, regelmäßige gründliche Kontrollen durch den Zahnarzt und sein geschultes Personal.

Das zweite Gebiet ist etwas heikler. In manchen Zahnarztpraxen werden Behandlungen durchgeführt, die bei einer umfassenden Anamnese und gründlichen Überprüfung der Rahmenbedingungen besser nicht geschehen wären.

Dazu zählen:

* Präparationen von Zähnen mit großer Hast und ohne Schutztherapie
* Umfassende Präparationen bei Patienten, deren Immunsystem in einem schlechten Zustand ist
* Verwendung minderwertiger Materialien für Füllungen und Kronen
* Extraktionen/Operationen in einem ungünstigen Mundmilieu
* Unnötige und aufwendige Operationen bei Patienten mit schlechter Abwehrlage und in einem schlechten physischen oder psychischem Zustand
* Wurzelbehandlungen, die bereits zu starken Beschwerden führten, dann noch mit einer Wurzelspitzenresektion zu malträtieren.
* Das Setzen von Implantaten in nicht ausgeheilten Kiefer

Die homöopathisch-biologische Schmerz-Apotheke der Praxis

Es empfiehlt sich einen gewissen Grundstock an Mitteln für den Ernstfall in der Praxis vorrätig zu haben.

Hier einige Mittel, die in den vorangegangenen Kapiteln von ihrer Indikation her besprochen worden sind.

* Lachesis D 12 DHU Tabletten, Globuli oder Ampullen
* Maxilla D 15 und D 30 Wala Ampullen
* Mandibula D 15 oder D 30 Ampullen

* Pulpa dentis suis Injeel Heel und / oder Pulpa dentis D 30 Wala Ampullen
* Pyrogenium D 12 DHU Tabletten, Globuli oder Ampullen

Das wären die wichtigsten, was das Thema Schmerz anbetrifft. Weitere Tipps sind in meinen Büchern über Homöopathie enthalten (s. Literatur-Verzeichnis am Ende des Buches)

Fünf wichtige Fragen bei einer Schmerz-Therapie

Es ist immer gut, nicht gleich im Sinn des Machertums oder des „Das haben wir gleich" invasiv auf den Patienten los zu gehen, besonders wenn er für den Therapeuten neu ist.

Selbst in einer stark frequentierten Praxis kann man einige Dinge zuvor anamnestisch eruieren.

1. Wann begann der eigentliche starke Schmerz?
2. Welches Ereignis fällt zeitlich mit dem Schmerzeintritt zusammen? Diese Frage ist besonders bei zahnärztlichen Maßnahmen wichtig, wenn beispielsweise Kronen oder Brücken eingesetzt oder Eingriffe durchgeführt wurden.
3. Schmerz ist nicht gleich Schmerz. Daher: Wie empfindet der Patient den Schmerz (mit seinen Worten schildern lassen)?
4. Wodurch wird der Schmerz verstärkt?
5. Der Ort des Schmerzempfindens muß nicht immer zugleich auch die Ursache sein. Daher: Kann der Patient den Schmerz exakt angeben oder nur vage umschreiben. Sollte letzteres zutreffen, ist eine gründliche Suche, ggf. auch mit komplementären Methoden unerläßlich.

Gedanken zum Schluß

Das Thema Schmerz ist ein unglaublich umfangreiches und unerschöpfliches Thema. Ganze Tagungen, Symposien und Kongresse sind dieser Problematik gewidmet.

Kein Schmerz ist wie der andere. Jeder empfindet diese Störung in seinem Leben auf eine andere, nur ihm selbst innewohnende Art und Weise.

So erhebt denn dieses Buch keinesfalls den Anspruch, für jeden Patienten ein Patentrezept zu bieten. Das wäre auch vermessen.

Vielmehr stellt es den bescheidenen Versuch dar, aus der Erfahrung einer Praxis, in der ich tagtäglich mit einer Vielfalt zum Teil sogar merkwürdigster Symptome und Probleme konfrontiert werde, dem Suchenden einige Tipps und Ratschläge zu geben. Besonders dann, wenn er mit seinem herkömmlichen Latein am Ende ist.

In einem der ersten Kapitel bin ich auf eventuelle Hintergründe zum Thema Schmerz eingegangen. Jetzt ist der geeignete Augenblick, die von einigen Autoren ausgeübten esoterischen Gedankenspielereien auf eine pragmatische Ebene zu stellen.

Ein Mensch, der unter Schmerzen leidet, erwartet in erster Linie Hilfe.

Nichts anderes!

Er will keine gescheiten und pseudogescheiten Belehrungen! Ist der Schmerz allerdings behoben, dann wäre es nicht verkehrt einmal auf die Sinnhaftigkeit sämtlicher Phänomene hinzuweisen, die uns auf unserem Lebensweg gegentreten.

Mir fällt zu diesem Thema gerade ein Patient ein (auch wenn es nicht in den zahnärzlichen Bereich fällt), der innerhalb zweier Jahre insgesamt fünf Auto-Auffahrunfälle hatte. Wenn das nichts zu bedeuten hat!?

Damit möchte ich eigentlich die Betrachtungen zum Thema Schmerz-Therapie und Biologische Zahn-Heilkunde abschließen.

Ich wünsche mir und Ihnen, verehrte Leserinnen und Leser, dass ich Ihnen mit dem einen oder anderen Hinweis helfen kann, Probleme zu lösen.

Vielleicht zeigt Ihnen dann der Erfolg, dass es außer der herkömmlichen Medizin noch andere Möglichkeiten gibt, für die sich ein Engagement lohnt und sinnvoll ist.

Weiterhin wünsche ich Ihnen, dass dadurch Ihr Praxis-Alltag etwas mehr Farbigkeit und Abwechslung bekommt.

Adressen von Heilmittel-Firmen

* Cefak Arzneimittel, Postfach 1360, 87403 Kempten
* D H U, Deutsche Homöopathische Union, Postfach 410 280, 76202 Karlsruhe
* Dr. Loges + Co, GmbH, Schützenstr. 5, 21423 Winsen (Luhe)
* Heel, Biologische Heilmittel, Ruhrstr. 14, 76532 Baden-Baden
* Hevert Arzneimittel GmbH & Co KG, In der Weiherwiese 1, 55569 Nussbaum
* Horvi-Chemie, Schlangenenzyme, bitte im Internet suchen
* Infirmarius-Rovit, Daimlerstr. 19 - 21, 73037 Göppingen
* Kattwiga, Homöopathische Arzneimittel, Zur Grenze 30, 48514 Nordhorn
* Luvos Just GmbH & Co KG, Heilerde Gesellschaft, Otto-Hahn-Str. 23, 61381 Friedrichsdorf
* Magnet-Activ & e3lha, Biolog.-pharmaz. Präparate, Postfach 1380, 69168 Wiesloch
* meta Fackler Arzneimittel GmbH, Philipp-Reis-Str. 3, 31832 Springe
* Nestmann Pharma GmbH, Weihenweg 17, 96199 Zapfendorf
* Pascoe, Pharmazeutische Präparate GmbH, Schiffenberger Weg 55, 35294 Gießen
* Pekana Naturheilmittel GmbH; Raiffeisenstr. 15, 88353 Kißlegg
* Pflüger GmbH & Co KG, Röntgenstr. 4, 33378 Rheda-Wiedenbrück
* Phönix Laboratorium GmbH, Benzstr. 10, 71449 Bondorf
* Presselin Combustin Pharmazeutische Präparate GmbH , Offingerstr. 7, 88525 Hailtingen
* Dr. Reckeweg & Co, Berliner Ring 32, 64625 Bensheim
* Repha GmbH Biologische Arzneimittel, Alt-Godshorn 87, 30855 Langenhagen
* Sanum-Kehlbeck GmbH & Co KG, Postfach 1355, 27316 Hoya
* Soluna, Laboratorium Soluna Heilmittel GmbH, Artur-Proeller-Str. 9, 86009 Donauwörth
* Steigerwald-Arzneimittelwerk, Havelstr. 5, 64295 Darmstadt
* Wala Heilmittel GmbH, 73085 Eckwälden / Bad Boll
* Weber & Weber GmbH, Biologische Arzneimittel, Herrschinger Str. 33, 82266 Inning
* Weleda Heilmittelbetriebe GmbH, 73525 Schwäbisch-Gmünd

Einige Firmen, wie zB. Pekana oder Soluna stellen Heilmittel nach dem Verfahren der Spagyrik her, ein Verfahren, das auf Paracelsus zurückgeht.

Erwähnenswert seien noch die Bach Blüten-Essenzen, die von dem englischen Arzt Dr. Bach ins Leben gerufen wurden.

Die Heilmittelfirmen Wala und Weleda sind antroposophisch orientiert nach den Empfehlungen von Rudolf Steiner

Bei der Angabe der Arzneimittel-Firmen habe ich nicht sämtliche Firmen angegeben, von denen ich Testampullen in meinem Test-Schrank habe.
Es sind nur diejenigen Firmen, deren Mittel ich am meisten einsetze.

Da man davon ausgehen kann, dass jede Praxis und fast jeder Privatmann einen Zugang zum Internet hat, habe ich die Internet-Adressen und E-Mail-Nummern der einzelnen Heilmittelfirmen nicht aufgeführt.

Zum Schluß noch eine große Bitte:
Sollte sich irgendwo ein Schreibfehler eingeschlichen haben, so haben Sie bitte Nachsicht mit mir. Ich habe das ganze Buch dreimal durchgearbeitet und hoffe, daß ich nichts übersehen habe.

Literatur

Brune.K. et ali; Schmerz, Pathophysiologie, Pharmakologie, Therapie; Springer-Verlag, 2001

Dethlefsen, Th.; Schicksal als Chance, Goldmann, 35. Aufl.,3/92

Dethlefsen, Thorwald; Dahlke, Rüdiger; Krankheit als Weg, Deutung und Bedeutung der Krankheitsbilder, Mosaik, 1989

Groth, K.J. u. Gericke, R.E. Kleb den Schmerz einfach weg, Herbig, 2009

Homöopathisches Repetitorium, Ausgabe Juli 2015, DHU, Karlsruhe

Kienholz, E.; Kopfschmerz und Migräne naturgemäß behandeln, Karl.F.Haug-Verlag, 1991

Reckeweg, H-H.,; Homoeopathia antihomotoxica, Eine gesichtete Arzneimittellehre, Aurelia-Verlag, 1980

Reckeweg, H-H.; Homoeopathia Antihomotoxica, 6. überarbeitete Auflage, 1999, Aurelia-Verlag

Rehm, E,; Fibel der Homöopathie, Wissenschaftl. Abteilung der Staufen-Pharma, 8. Auflage, 2009

Spagyrisches Heilverfahren n. Dr. Zimpel, Wissenschaftl. Abteilung der Staufen-Pharma, 1973

Strian, F.; Schmerz, Ursachen, Symptome, Therapien, Verlag C.H.Beck, 1996

Volkmer, D.; Homöopathie und Zahn-Heilkunde, Books on Demand, 2016

Volkmer, D.; Homöopathie und Phytotherapie in der zahnärztlichen Praxis, 2. überarbeitete Aufl., Spittaverlag, 2013

Volkmer, D.; Wege zum Vegatest, Energetik-Verlag, 1992

Schmerzen im Zahn-Mund-Kiefergebiet

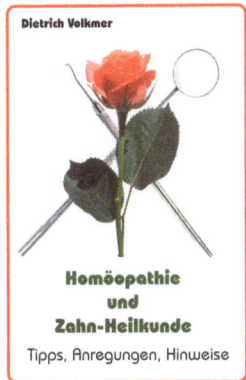

**Homöopathie und Zahn-Heilkunde
Tipps, Anregungen, Hinweise**

Books on Demand, 2016,
ISBN 9783837094015

Näheres unter
www.literatur.drvolkmer.de

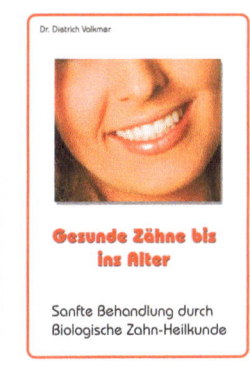

**Gesunde Zähne bis ins Alter
Sanfte Behandlung durch Biologische
Zahn-Heilkunde**

Books on Demand, 2016,
ISBN 9783833498767

Näheres unter
www.literatur.drvolkmer.de

**Herd, Focus, Störfeld
Beiträge zu einem brennenden Thema**

Books on Demand, 2008
ISBN 97838334269950

Näheres unter
www.literatur.drvolkmer.de

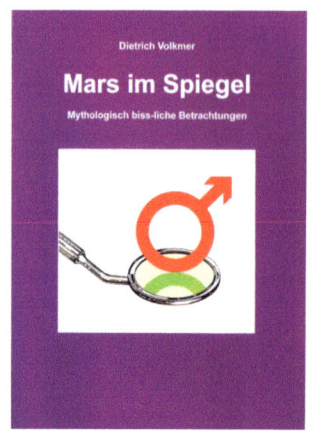

Mars im Spiegel
Mythologisch-bissliche Betrachtungen

Books on Demand, 2. Auflage, 2003
ISBN 9783833004452

Näheres unter
www.literatur.drvolkmer.de

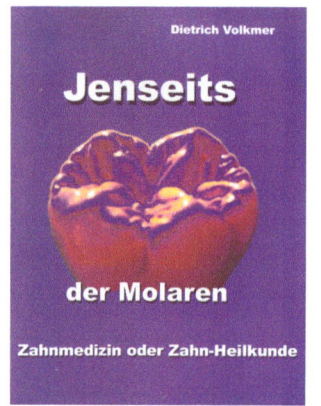

Jenseits der Molaren
Zahnmedizin oder Zahn-Heilkunde

Books on Demand, 2. Auflage, 2008
ISBN 9783837058468

Näheres unter
www.literatur.drvolkmer.de

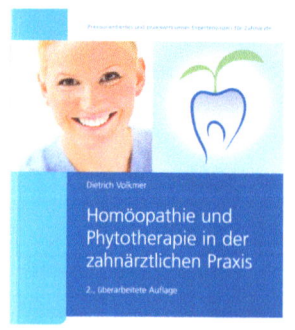

Homöopathie und Phytotherapie
in der zahnärztlichen Praxis

Spitta-Verlag, 2. überarbeitete Auflage, 2013
ISBN 9783943996104

Näheres unter
www.literatur.drvolkmer.de

Schmerzen im Zahn-Mund-Kiefergebiet

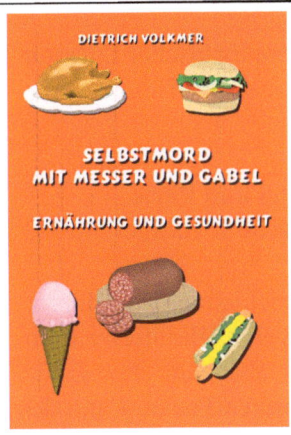

**Selbstmord mit Messer und Gabel
Ernährung und Gesundheit**

Als Kindle-Version bzw als Version für
E-Book-Reader und Tablets bei Amazon herunterzuladen

Näheres unter
www.literatur.drvolkmer.de

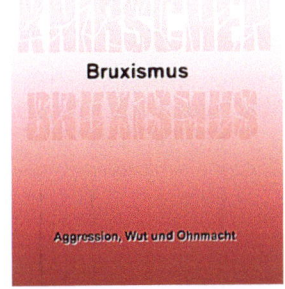

**Knirschen Bruxismus
Aggression, Wut und Ohnmacht**

Books on Demand, 2011
ISBN 9783844806052

Näheres unter
www.literatur.drvolkmer.de

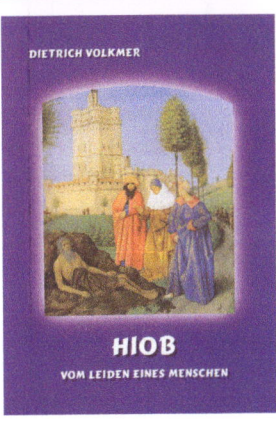

**Hiob
Vom Leiden eines Menschen**

Books on Demand, 2015
ISBN 9783734753190

Näheres unter
www.literatur.drvolkmer.de

Der Zahn-Schmerz

Nach so viel medizinischer Literatur haben Sie auch mal eine Erholung verdient:

**Helena und Paris
Eine dramatische Liebesgeschichte**

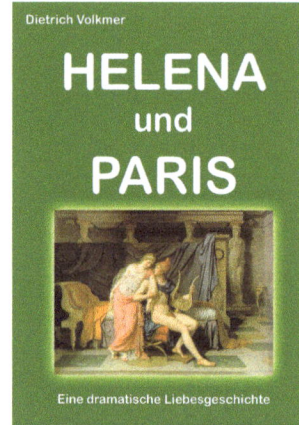

Viele Liebesgeschichten sind ausgesprochen langweilig. Bei dieser Liebschaft geht es aber um das größte Ereignis der antiken Poesie – um den "Trojanischen Krieg", von Homer in seiner "Ilias" beschrieben. Vorausgegangen war dem Krieg die Entführung der Schönen Helena durch den trojanischen Königssohn Paris aus dem Palast des Königs Menelaos in Sparta. Wie es dazu kommen konnte und wer alles, auch von Seiten der Götter, dabei beteiligt war und wie es ausgeht: Das lesen Sie in diesem Buch.

2. Auflage, Books on Demand, 2017

Sämtliche Bücher, auch über Reisen, Mythologie und Religion sind auf den Seiten

www.literatur.drvolkmer.de

enthalten.
Dort sind die ersten Seiten jedes Buches auch zu lesen.
Vorausetzung ist der Flash-Player von Adobe

Für eigene Notizen

Der Zahn-Schmerz